眼部疾病防治一本通

主编 魏锐利 黄 潇

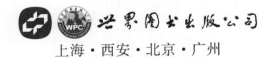

上海·西安·北京·广州

图书在版编目(CIP)数据

眼部疾病防治一本通 / 魏锐利,黄潇主编. —上海:
上海世界图书出版公司,2020.12
ISBN 978-7-5192-8055-0

Ⅰ.①眼… Ⅱ.①魏… ②黄… Ⅲ.①眼病-防治
Ⅳ.①R77

中国版本图书馆CIP数据核字(2020)第231810号

书　　名	眼部疾病防治一本通	
	Yanbu Jibing Fangzhi Yibentong	
主　　编	魏锐利　黄　潇	
责任编辑	芮晴舟　叶　婷	
装帧设计	南京展望文化发展有限公司	
出版发行	上海世界图书出版公司	
地　　址	上海市广中路88号9–10楼	
邮　　编	200083	
网　　址	http://www.wpcsh.com	
经　　销	新华书店	
印　　刷	上海颛辉印刷厂有限公司	
开　　本	787 mm× 1092 mm　1/16	
印　　张	13.25	
字　　数	170千字	
版　　次	2020年12月第1版　2020年12月第1次印刷	
书　　号	ISBN 978–7–5192–8055–0 / R·575	
定　　价	29.80元	

编委会名单

主　编　魏锐利　黄　潇

副主编　马晓晔　周晓晴　高连娣

编　委（以姓氏笔画为序）

王　毅　江利红　李　由

李　盼　李玉珍　吴联群

沈　亚　郝晓军　程金伟

蔡季平

前　言

我们身处一个色彩斑斓的世界,我们正历经一个信息爆炸的时代。

眼为五官之首,是人体十分重要的感觉器官。感觉器官中的从外界获得的90%的信息是通过眼来完成的。视觉对人们日常生活、学习和工作的作用一直非常重要,在当今世界,尤其重要。眼部疾病所导致的视功能的减退和丧失会给个人、家庭乃至社会造成十分重大的影响,因此,积极防治眼病具有非常重要的意义。

古云"上医治未病",眼部疾病中有许多疾病是可以预防的,也有许多疾病特别需要早期诊断和治疗,故本书所呈列的各个章节内容都是眼部的常见病、多发病,是老百姓最关心的眼疾问题。同时本书通过疾病常见问题的问答模式涵盖了众多眼科常见疾病中百姓关心的日常防治和保健知识,期望读者能在阅览本书之余获得所需的眼科知识,在眼部保健方面有所裨益。

眼科是临床医学的重要组成部分,眼病的检查和诊治方法与其他临床学科有相当的差别,但眼科疾病中又有许多是与全身疾病密切相关的。本书作为一本健康科普手册,与其他同类书籍互为呼应,期望能较全面地提高百姓的健康水平,防微杜渐,远离疾病。

由于编写人数较多,虽然在定稿时力求行文规范和内容准确,但由于主编者水平有限,谬误之处在所难免,期望同道能不吝指教,以期再版时修改。

本书在编写过程中参考引用了有关文献、书籍的部分资料，在此谨向原作者表示衷心的感谢。

魏锐利

2020 年 10 月

目　录

第一章
眼表疾病

一、干　眼

◆ 什么是干眼？

◆ 为什么会发生干眼？

◆ 干眼有哪些表现？

◆ 干眼怎么治疗？

随着无纸化办公时代的到来和网络的普及，电脑、智能手机、电视等已经成为人们日常生活必不可少的物品，这些视频终端的使用占据了大部分的工作和娱乐时间。不知你有没有注意到，长时间用眼后会感到眼干、眼涩、眼红、眼疲劳、眼流泪，甚至视物模糊等。很多人可能一开始并不在意，症状持续并加重后才去医院就诊。目前诊断为干眼的患者越来越多，并且患者逐渐年轻化。

1. 什么是干眼？

干眼是指由于泪液的量或质的异常引起泪膜不稳定和眼表面损害，从而导致眼部不适的一类疾病。通俗而言，干眼就是泪液问题导致的眼睛不适和损害。干眼是目前最为常见的眼表疾病，有研究调查显示，在

65～84岁的人群中，干眼患病率美国为14.6%，日本为17.0%，澳大利亚为10.3%。我国目前还没有明确的研究报道，但预估其发病率可能高于美国，为21%～30%，估计女性发病率高于男性。

2. 为什么会发生干眼?

正常情况下，人的眼睛每分钟眨眼5～10次，每次眨眼，眼睑就像刷子一样在眼睛表面铺上一层均匀的泪液，起到润滑、保湿和保护的作用。而当人们注视显示屏的时候，眨眼次数会减少，加上办公室和居家空调的普遍使用，加速眼睛表面水分的蒸发，眼球长时间暴露在空气中，造成干眼，严重的话甚至会损伤角膜。另外，显示屏由小荧光点组成，眼睛必须不断地调整焦距以保证视物清晰，时间一长，眼肌过于疲劳，导致眼胀、眼痛等视疲劳症状。屏幕的电磁波、红外线、紫外线和高亮色彩等也会刺激眼睛。另外，部分干眼患者可能同时合并干燥综合征、红斑狼疮、类风湿性关节炎等自身免疫性疾病，甲状腺功能异常、糖尿病等内分泌疾病。

3. 干眼有哪些表现?

干眼症状种类较多，常有干涩感、异物感、烧灼感、痒感、畏光、红眼、流泪、视物模糊等，而且，干眼常常伴随视疲劳（图1-1）。异物感是指眼

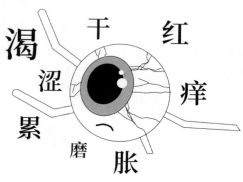

图1-1　干眼症状

睛里面像进了异物如沙子的感觉，眨眼的时候更明显，通常是因为泪液减少，眼睑和眼睛表面润滑度下降。烧灼感是指患者感到眼睛热热的、火辣辣的甚至刺痛的感觉。干眼的患者出现流泪并不矛盾，这是眼睛表面干燥引起对外界光线、风等刺激的敏感性增加，从而导致流泪，实际上属于身体的一种自我保护机制。正常人眼睛表面覆盖着一层光滑、均匀、透明的泪液，可以提供清晰的视觉。一旦泪液减少，局部干燥斑形成，泪液分布不均匀或者泪液成分改变，则会影响光线折射进入眼内，光线散射增加，导致视觉清晰度下降，视物模糊等。

4. 干眼怎么治疗?

　　干眼治疗的目标是为了缓解眼部不适症状和保护患者的视功能。除了使用人工泪液等眼药水之外，改善工作环境，去除病因也十分重要。要避免长时间持续用眼，通常用眼0.5～1小时，休息5～10分钟。保持良好的工作姿势，使双眼平视或轻度向下注视屏幕，这样可使颈部肌肉放松，并使眼球暴露于空气中的面积减小到最低，减缓泪液蒸发；同时可以有意识地增加眨眼次数，湿润眼睛。眼睛和电脑荧光屏的距离要保持在60厘米以上。周围环境的光线要柔和，电脑荧光屏的亮度要适中，桌椅的高度要和电脑高度匹配。如果长期在空调环境内工作，可以使用加湿器。喝水、喝茶的时候，也可以用热气熏一熏眼部，或者用适宜温度的热毛巾敷一敷眼部，闭眼休息一下，缓解疲劳。熬夜、睡眠时间少也会加重干眼，需要注意改善。

二、睑板腺功能障碍

◆ 什么是睑板腺?

◆ 睑板腺有什么作用?

◆ 什么是睑板腺功能障碍?
◆ 睑板腺功能障碍有哪些表现?
◆ 睑板腺功能障碍如何治疗?

近几年,睑板腺功能障碍的问题被越来越多的眼科医师所重视,也有越来越多的患者被告知患有睑板腺功能障碍。这个疾病的名称让人感到非常抽象,难记也难理解。相信大家看完本章内容后会有所了解。

1. 什么是睑板腺?

专业来说,睑板腺埋藏于上、下睑板之中,其开口位于睑缘(图1-2),排出的脂质分泌物形成泪液表层,脂质成分可防止泪液过度蒸发。通俗而言,睑板腺就是在上、下眼皮内,纵向一根一根排列,其圆

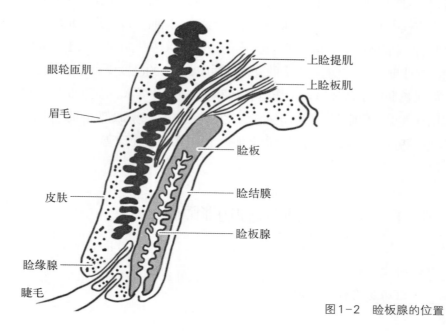

眼轮匝肌

眉毛

皮肤

睑缘腺

睫毛

上睑提肌

上睑板肌

睑板

睑结膜

睑板腺

图1-2　睑板腺的位置

形点状开口就位于睫毛根部略靠里位置。图1-3为上睑睑板腺的红外线成像，白色线条为睑板腺的管腔。下睑同上睑。一般来讲，上睑睑板腺有25～40条，下睑有20～30条。

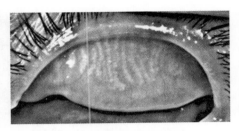

图1-3　睑板腺红外线成像

2. 睑板腺有什么作用?

睑板腺是人体全身最大的皮脂腺，主要功能为分泌油脂。这些油脂通过眨眼动作，均匀分布在眼睛的最表层。眼睛表面覆盖着泪液，这层油脂在泪液的最外层。油脂具有保湿和防止水分蒸发的作用。所以，睑板腺通过分泌油脂，起到减缓眼睛表面泪液蒸发的作用，防止眼睛干燥。

3. 什么是睑板腺功能障碍?

睑板腺功能障碍是非常常见的眼表疾病，是指由于睑缘和睑板腺发炎，导致睑板腺开口阻塞和(或)睑板腺分泌油脂的数量或者质量的改变。因睑缘和角膜、结膜紧邻，睑板腺分泌的油脂最终会到达眼睛表面，所以睑板腺功能障碍会引起眼睛的一系列问题。患有酒糟鼻、玫瑰痤疮的患者更容易患睑板腺功能障碍。

4. 睑板腺功能障碍有哪些表现?

睑缘和睑板腺的炎症主要表现为睑缘充血、肥厚、血管扩张，睑板腺开口有黄白色油脂颗粒突起，挤压后有颗粒牙膏样分泌物。睑缘炎症累及相邻的角膜、结膜时，会出现角膜、结膜的炎症反应，表现为眼红、烧灼感、沙粒般异物感、眼痒、畏光、流泪等，严重者会引起角膜炎、角膜溃疡和角膜新生血管生长。睑板腺油脂分泌异常则会引起泪液蒸发加速，造成干眼，同样会有眼干、眼涩、眼疲劳、异物感、视物模糊等症状，严重者会导致角膜上皮缺损。患有睑板腺功能障碍的患者较容易患有睑板腺囊肿和睑板腺炎。

5. 睑板腺功能障碍如何治疗?

睑板腺功能障碍治疗可归纳为"三步曲"：清洁、按摩、药物治疗。

（1）睑缘的清洁

上文已经提及睑板腺开口位置，了解这个解剖结构以后，我们可以采用无菌棉签蘸取婴儿无泪香波或硼酸溶液来回擦拭睫毛根部以及内侧睑缘，早晚各1次。

（2）热敷和按摩

有时候患者不知道眼睑该如何热敷，是否有特定要求。其实，眼睑的热敷可以采用任何温热的物体，我们只需要利用其温度，可以选用热毛巾、热水袋、一次性蒸汽眼罩、可反复加热的眼罩、可以装温热水的密闭小瓶子等。目前市面上专用的热敷眼罩会自动控制温度和时间，比较简便，但需要一定的费用。如果自己使用热毛巾或者装热水的小瓶子，经济实惠，但需要自己掌控好温度和时间。热敷的温度不能太烫，以免烫伤眼睑，一般控制在40℃左右，时间约15分钟。热敷以后，睑板腺分泌的油脂液化，此时进行睑板腺按摩效果非常好。

关于睑板腺的按摩，已经有不少教程教患者自行在家按摩，但实际上大部分患者并不能很好地控制按摩的力道和方向，并且有些患者本身患有眼部其他疾病，不恰当的按摩有可能会损伤眼内组织或加重原有疾病。因此，建议睑板腺按摩由医务人员进行，可以每周来医院做1次，根据改善情况做3～5次。

（3）药物治疗

所用药物包括治疗睑缘炎的药物和改善眼表症状的药物。睑缘炎症可以局部涂抗生素眼膏或者短期联合糖皮质激素眼膏。眼表症状的改善可以采用人工泪液或联合短期糖皮质激素滴眼液。部分患者在局部治疗仍然无效的情况下，可以口服抗生素如米诺环素，50毫克，2次/天，持续6周；或多西环素，50毫克，2次/天，持续6周。两种药物都属于四环素类药物，可能会引起牙釉质异常，因此，8岁以下儿童、孕妇及哺乳期妇女慎用。

三、结膜炎症

◆ 什么是结膜炎？
◆ 怎样防治急性感染性结膜炎？
◆ 怎样防治过敏性结膜炎？

1. 什么是结膜炎？

结膜是指覆盖在上、下眼睑内和眼球前面的一层黏膜，就是我们看到的眼白部分最表面的那层组织。由感染或非感染因素引起的结膜炎症统称为结膜炎。按发病的速度和病程，又可以分为急性和慢性结膜炎。

2. 怎样防治急性感染性结膜炎？

急性感染性结膜炎俗称"红眼病"，可以由细菌引起，也可以由病毒感染引起（图1-4）。其症状表现为眼睛红肿、畏光、流泪、眼痒、眼睛里似有沙子般异物感、有脓性或黏性水样分泌物，晨起时上、下眼睑和睫毛多粘在一起，患者非常难受，严重者会出现眼睑红肿和视力受损。病毒感染引起的结膜炎还会伴有耳前淋巴结肿大。急性结膜炎起病急骤，双眼可以同时或先后发病，发病3～4天后病情到达高峰，

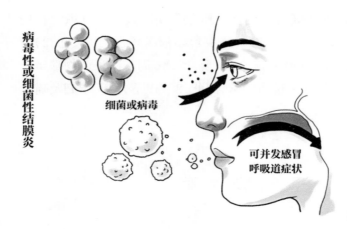

图1-4　病毒和细菌性结膜炎

治疗周期为1～2周。

急性感染性结膜炎一般不需要打针和吃药，只需要局部积极治疗。如果眼部分泌物很多，可以用人工泪液或0.9%氯化钠溶液（生理盐水）冲洗眼部，及时用消毒棉签清除分泌物，在医师指导下滴用抗生素或抗病毒滴眼液。滴眼药水时要注意头偏向患侧，避免眼药水或泪水流向健眼，引起交叉感染。外出时可以佩戴深色眼镜，减少强光和风等刺激。发病期间应减少用眼，避免眼部疲劳。饮食上忌辛辣，多吃清热解毒的食物，避免烟酒。

急性感染性结膜炎具有传染性，主要通过接触的方式传染，例如：正常人接触患者使用过的物品，再去揉自己的眼睛，就有可能被传染；患者去公共泳池游泳或澡堂泡澡，有可能传染其他人，所以常常是一人得病，家人、同事或同学齐齐得病。民间流传着这样的说法，不能看"红眼病"的患者，看看会传染的。从医学的角度而言，这样的说法是不正确的，这种说法的本意可能是提醒大家："红眼病"具有很强的传染性，需要警惕。

无论是细菌性或病毒性的结膜炎都是可以预防的，而洗手则是预防和切断传播最重要的防护措施。应该如何正确洗手呢？参考世界卫生组

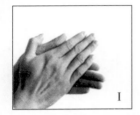

掌心相对,相互搓擦

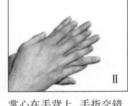

掌心在手背上,手指交错,相互搓擦

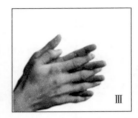

掌心对掌心,手指交错,相互搓擦

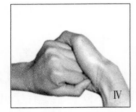

两手指指互握,旋转按摩指背及掌心

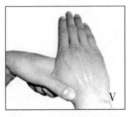

左掌心旋转按擦右手拇指,双手交替

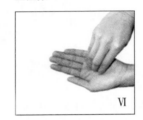

右手指在左掌心旋转按摩,双手交替

图1-5　六步洗手法

织推荐的六步洗手法(图1-5)。首先在流动的清水下淋湿双手,涂上洗手液后,按6个步骤揉搓双手,最后在流动的清水下冲洗干净双手。整个洗手过程至少需要40秒,揉搓时间不能少于15秒。

3. 怎样防治过敏性结膜炎?

过敏性结膜炎是一类常见的眼部过敏性疾病(图1-6)。近年来随着环境污染,隐形眼镜、眼部化妆品和护肤品使用的增加,过敏性结膜炎的发病率正逐渐上升,尤其在儿童和年轻人中。过敏性结膜炎主要表现为眼睛非常痒,忍不住要用手揉眼睛,揉眼以后往往眼睛更痒;此外,还可能出现眼红、眼肿、黏丝样分泌物,眼睑结膜乳头增生、滤泡等,严重者可累及角膜并影响视力。

过敏性结膜炎的类型较多,可分为季节性过敏性结膜炎、常年性过敏性结膜炎、春季角结膜炎、特应性角结膜炎、巨乳头性结膜炎。这几种类

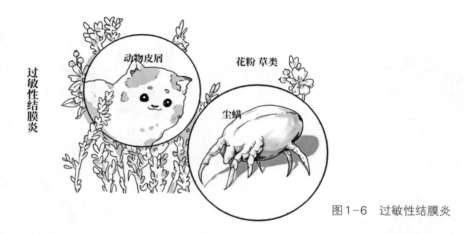

图1-6 过敏性结膜炎

型过敏性结膜炎的发病机制、病情严重程度和发病规律不同，后续治疗也有所不同。

季节性过敏性结膜炎和常年性过敏性结膜炎发病原因比较相似，前者是急性、季节性发作，一般在春季，接触变应原（过敏原）后快速发病，脱离过敏原并治疗后症状迅速好转，即"来得快，去得快"；后者是慢性、持续性过敏，即一年四季都有过敏症状。春季角结膜炎多见于男性儿童，病情主要在春夏加重，天冷季节好转或缓解。春季角结膜炎是所有过敏性结膜炎中眼痒最严重的，有些还会引起角膜溃疡。春季角结膜炎病情反反复复发作，治疗比较棘手，但一般成年以后症状会缓解。特应性角结膜炎患者发病年龄相对较大，主要见于男性，眼部表现比较多，除结膜以外，还可累及角膜和眼睑，病情迁延，一般合并全身特应性皮炎，需要注意仔细询问病情。巨乳头性结膜炎主要与长期佩戴隐形眼镜或义眼片、眼部缝线或填充物暴露刺激等有关，一般来说除对症治疗以外，还需要寻找和去除病因。

过敏性结膜炎治疗的主要目的是减轻眼痒、眼红等症状，同时尽量稳定病情，减少再次发作。

（1）一般治疗

过敏性结膜炎最理想的防治措施是避免接触过敏原，如花粉、柳絮、被褥尘螨、棉絮、隐形眼镜护理液等，但是很多患者过敏原并不明确，日常生活中有时候防不胜防。

过敏性结膜炎发作期间，患者居家可以用冰箱里冷藏的眼罩或者毛巾自行冷敷，能够改善眼痒和眼红等症状，避免揉眼，否则会加重病情和损伤角膜。出门时可以戴太阳镜，避免强光刺激。炎热天气会加重过敏症状，因此，需注意室内降温。

（2）药物治疗

治疗过敏性结膜炎一般只需要局部用药。目前临床上治疗的眼药水种类较多，按功能分类主要分为减轻过敏症状的药物和预防发作的药物两大类，均需要在医师指导下使用。如果病情较重，可能需要短期使用激素滴眼液，这时候需要关注可能引发的副作用，如眼压升高、继发感染等。但是，广大患者们也不需要"谈激素色变"，在病情需要时，权衡利弊，在医师指导下正确使用，可以发挥其疗效，并且将副作用降到最低。

四、视频终端综合征

◆ 什么是视频终端综合征？

◆ 视频终端综合征为什么会出现眼部症状？

◆ 怎样防治视频终端综合征？

1. 什么是视频终端综合征？

视频终端综合征是指由于长时间在视频终端前操作和注视荧光屏

而出现的一组无特征的症状,包括神经衰弱综合征、眼部症状、肩颈腕综合征,以及食欲减退、便秘、抵抗力下降等,甚至对内分泌系统产生一定影响等。

其中,神经衰弱综合征表现为头痛、头晕、额头压迫感、恶心、失眠或噩梦、记忆力减退、脱发等;眼部症状有视疲劳、干眼症、眼部发痒、烧灼异物感、视物模糊、视力下降、眼部胀痛、眼眶痛等;肩颈腕综合征表现为麻木、感觉异常及震颤、有压痛以及腰背部酸痛不适。国外有研究显示,在所有症状中,眼部症状出现的概率最高(72.1%),然后依次是颈肩部(59.3%)、背部(30%)和手臂(13.9%)。

2. 视频终端综合征为什么会出现眼部症状?

(1)视力调节灵活性下降、视疲劳的原因

一般近距离工作都会产生集合疲劳。视频终端操作者视觉疲劳症状明显高于一般近距离阅读。因为除了近距离工作本身的调节和集合之外,视频终端有着与书本等界面不同的性质:其光照强度、刷新频率和眩光效应等均可对调节产生一定的干扰。视频终端是自发光的显示器,其显示因素包括亮度、对比度、颜色、字体大小和间距等,均会影响操作者的行为,造成不同效果。其物理特性,如闪烁、清晰度不佳、亮度不均匀或不稳定,也会对视觉系统产生不良影响。周围环境因素还会造成视频终端眩光,产生视觉混淆现象。这些均可能对阅读者的调节行为产生影响,并产生集合疲劳。视频终端操作者通常比一般办公室人员有更多的眼疲劳、头痛、视觉模糊等主诉。

(2)固视能力下降的原因

因用眼超负荷、特定刺激源单调,而出现中枢神经系统反应及功能下降,影响视觉的效率,致眼疲劳或加剧其症状。电脑荧光屏由小荧光点组成,人们在电脑前工作时,操作者的眼睛在视屏、文件和键盘之间频繁移动,双眼不断地在各视点及视距间频繁调节,以保证视物清晰。时间过

长,眼肌会过于疲劳,使固视能力下降。

（3）引发干眼症的原因

在视频终端前操作时,瞬目次数减少,故通过眼睑的作用将泪液均匀分布于角膜表面的功能降低,泪液蒸发增加,加之使用者多处于空调环境中,室内相对湿度低,从而又加重了泪液蒸发,患者可出现眼部干燥不适,严重者可发生角膜炎或结膜炎。

（4）视力下降的原因

在视频终端前连续操作2小时以上,可使视力下降,但休息30分钟后又可使视力恢复到正常水平。因此,这一阶段的疲劳不会对视觉构成威胁,但累积到一定程度,则可导致视力下降。长时间操作视屏终端,近视发生率增高,且会逐渐加重近视度数。干眼症还会由于眼表泪膜的不均匀,导致视觉质量下降。

3. 怎样防治视频终端综合征?

首先可以改善使用视频终端的环境。环境中的光线太强或者是太弱,导致荧光屏与外界产生强烈的反差,容易对眼睛造成刺激。室内最好保持通风和一定的湿度。还可以调整显示器的高度和距离,让眼睛的肌肉处于比较松弛的状态。通常可使眼睛、显示屏及文稿之间的距离大致相等,宜保持在50厘米以上。还要调节好显示屏的亮度,避免光线过强造成视神经高度紧张,以减少荧屏对眼睛的刺激。每工作1~2小时,休息15分钟,闭目或看远,或做1~2遍眼保健操（图1-7）。觉得眼睛干涩疲劳时,有意识地多眨眼睛,使眼泪均匀地分布在角膜、结膜表面。工作期间多伸展活动肢体。

如果眼睛疲劳的症状十分严重,可以咨询眼科医师,在医师的指导下使用人工泪液滋润眼睛。如果滴用人工泪液还不能有效缓解干眼症,可以行泪小点栓塞术等治疗。

平时应酌情多吃一些胡萝卜、柑橘、动物肝脏、西红柿、红枣、白菜等

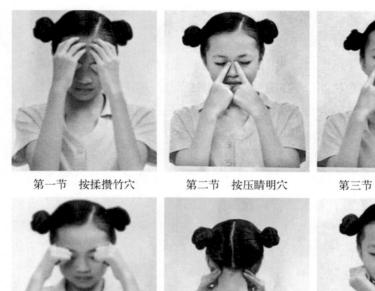

第一节　按揉攒竹穴　　　　第二节　按压睛明穴　　　　第三节　按揉四白穴

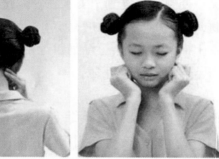

第四节　按揉太阳穴刮上眼眶　　第五节　按揉风池穴　　第六节　揉捏耳垂脚趾抓地

图1-7　眼保健操

富含维生素A的食物，可减少视网膜上的感光物质视紫红质的消耗，有益于保护视力。

第二章
眼部整形美容

一、上 睑 下 垂

◆ 什么是上睑下垂?

◆ 上睑下垂的分类有哪些?

◆ 上睑下垂如何治疗?

1. 什么是上睑下垂?

"那双眼睛,如秋水,如寒星,如宝珠,如白水银里头养着两丸黑水银。"清朝的刘鹗这样描述美女的眼睛。美丽的眼睛是黑白分明的,能看到又黑又亮的瞳仁。而偏偏有些孩子自出生起黑眼珠就被上眼皮遮盖,即患有上睑下垂,顾名思义就是上眼睑不能上提,而是向下垂。它不但严重影响外观,更可能会影响视力发育。

上睑下垂是因何发生的呢? 因支配上眼睑的上睑提肌或睑板肌(米勒肌)功能不全或丧失,导致上眼睑呈现部分或全部下垂。正常人的上睑遮盖上方角膜1～2毫米,若超出此范围,即可诊断为上睑下垂(图2-1)。

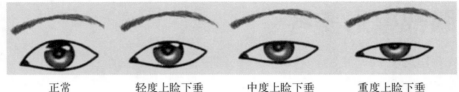

| 正常 | 轻度上睑下垂 | 中度上睑下垂 | 重度上睑下垂 |

图2-1   正常眼与上睑下垂的比较

2. 上睑下垂的分类有哪些?

上睑下垂的分类如下:

(1)机械性上睑下垂

机械性上睑下垂是指上眼睑增厚及重量增加所引起的上睑下垂。可由眼睑本身的病变所导致,如感染、肿瘤等。

(2)腱膜性上睑下垂

腱膜性上睑下垂是指随着年龄的增加,上睑提肌腱膜从睑板脱离或裂开导致的上睑下垂。老年性上睑下垂多为此类型。

(3)肌源性上睑下垂

肌源性上睑下垂是先天性上睑下垂最常见的原因,为上睑提肌或支配上睑提肌的动眼神经核发育不全所致。常伴有上直肌功能不全或其他先天异常,患者可能有斜视或视物重影。

另外,肌源性上睑下垂也多见于重症肌无力症,为神经内科的常见病之一。通常表现为全身随意肌,包括支配上眼睑的上睑提肌容易疲劳的现象。也有少部分病例只侵犯上睑提肌。这种上睑下垂表现为"晨轻暮重",即休息了一晚,早晨起床后好转,忙碌一天后,到下午或晚上时加重。

(4)神经源性上睑下垂

支配眼睑提起的肌肉包括上睑提肌和上睑板肌。前者由动眼神经支配,后者由交感神经支配。神经麻痹时可出现上睑下垂。这些神经不仅仅支配上眼睑,还支配颜面部及眼部的其他部位,可能也会出现相应症状。

3. 上睑下垂如何治疗?

治疗目的主要是防止视力减退及改善外观。先天性上睑下垂原则上应该尽早手术。如果不及时手术会影响患儿正常视功能发育。通常需等到上睑下垂已经固定,不再发展时手术。一般认为2～4岁手术较为恰当。麻痹性上睑下垂经保守治疗半年或1年后,如无效可予手术治疗。

有家长关心地问,轻、中度的先天性上睑下垂只要不影响视力,是不是可以不手术呢? 确实,上睑下垂如果发生于双眼,且为轻、中度时,孩子可以通过尽量把头往后仰等姿势来代偿,从而让眼睛可以看外界;发生于单眼时,孩子可能习惯于歪着脖子来看,尽量使病眼的瞳孔多暴露。另外,上睑下垂对孩子的外观影响是比较明显的,对于四五岁的孩子,已经在意外界的评价了。所以,为了孩子心理的健康发育和颈椎等骨骼的健康发育,如果有条件,仍然提倡适当早做手术。

手术方式主要有两类:① 上睑提肌缩短术,或在此基础上,再前移该肌肉,这对于轻、中度上睑下垂效果较好;② 借助邻近肌肉或植入物加强或替代上睑提肌的力量,如利用额肌牵拉提高上睑缘位置,或利用阔筋膜替代上睑提肌的力量,此种术式一般用于重度上睑下垂者。无论采用哪种术式,都需要根据患者的病情确定。

二、睑内翻与倒睫

◆ 什么是倒睫?

◆ 睑内翻有哪些类型和表现?

◆ 如何治疗睑内翻和倒睫?

1. 什么是倒睫？

生活中，有些人眯缝着眼睛睁不大，尽管没有什么伤心事，却不停地流泪，看起来非常难受的样子。这种情况可发生于新生儿身上，也可发生于老人。这是什么原因呢？这很可能是因为睫毛往里生长所引起。专业诊断称为倒睫，通常合并有睑内翻。睑内翻在眼科是种常见病，上下眼睑均可发生内翻。睑内翻是指睑缘（即距离睫毛很近的眼睑部位）向眼球方向内卷。倒睫是指睫毛倒向眼球，从而刺激角膜。正常时，睫毛是轻度外翘的，不会碰到"黑眼珠"角膜，如果接触到角膜了，那么就可以明确诊断为倒睫。

2. 睑内翻有哪些类型和表现？

睑内翻有哪些类型呢？常见的是痉挛性睑内翻，眼睑由眼轮匝肌支配，肌肉的痉挛收缩，可以引起睑内翻。通常下眼睑多见，老年人多见。其次是瘢痕性睑内翻，既往发病率较高的沙眼及结膜的化学性烧伤等，会引起眼睑结膜和睑板瘢痕性收缩弯曲，从而导致瘢痕性睑内翻。再次是先天性睑内翻，主要发生于婴幼儿，多见于下睑内侧。常因内眦赘皮牵拉，鼻梁没有完全发育好，不够挺拔；还有睑缘部眼轮匝肌纤维过度发育或睑板发育不良所引起。所以，儿童尤其是还不会说话的婴幼儿，喜欢用啼哭来表达情绪是正常的，可如果他一天到晚都"泪汪汪"的，做父母的就应该当心了。

睑内翻会有哪些表现呢？睑缘内卷，睫毛刺激角膜，可造成角膜面的损伤，如角膜上皮缺损或角膜溃疡，患者眼睛会有异物感、刺痛、泪水增多，严重时视物模糊，非常影响生活质量。

3. 如何治疗睑内翻和倒睫？

一旦发生睑内翻，尤其是伴有倒睫时，需积极治疗。

痉挛性睑内翻，多发生于老年人，一般需做手术。在睑缘附近，切除部分松弛的皮肤以加强其紧张度，同时，剪去部分痉挛的眼轮匝肌以解除其对睑缘的压迫。

　　瘢痕性睑内翻,需手术治疗,多采用睑板部分切除术。手术步骤为:离睑缘约3毫米处行与睑缘平行且等长的切口,切开皮肤与眼轮匝肌,如果老年人皮肤松弛,应适当切除部分眼睑皮肤。剥离或剪除部分皮下组织及眼轮匝肌纤维,暴露睑板,切除部分睑板组织,然后间断缝合皮肤,缝合时需要穿过部分睑板。术后在切口以及结膜囊内涂抗生素眼膏,隔日换药,5～7天拆线。

　　先天性睑内翻,轻度者可随年龄的增长而减轻或消失,较重者需手术矫正。如何判断其严重程度,首先是看患儿表现,如果是偶尔流泪,通常比较轻微;如果眼睛流泪明显,伴眼红、分泌物多,孩子说眼睛里像有东西甚至眼痛时,属较为严重。如果位于下眼睑,手术一般考虑行下睑穹窿结膜缝线术(压线法),利用新形成的瘢痕牵引,达到矫正的目的。也可采用埋线法。严重者仍需手术切开法。是否手术,何时手术,采取哪种手术方式,最终由专业医师决定。

　　很多家长可能最关心的是,宝宝做了手术后瘢痕会不会很难看,会不会"破相"? 这里,给大家解释一下,眼睑皮肤较薄,血供丰富,是全身皮肤中最容易愈合、最不容易长瘢痕的部位。术后早期可能会有轻微瘢痕,后期几乎就看不出了,仅留下淡淡的痕迹。当然了,如果宝宝是单眼皮,上眼睑有倒睫时,医师可以在矫正倒睫的同时,给做成漂亮的双眼皮,这时需要刻意保留手术切口瘢痕,对孩子来说是一举两得。

三、特发性眼睑痉挛

◆ 挤眉弄眼是啥病?

◆ "左眼跳财、右眼跳灾"能信吗?

◆ 眼睑痉挛如何治疗?

1. 挤眉弄眼是啥病？

生活中大家可能看到过这类型的人群，他们喜欢"挤眉弄眼"，尤其是和人交谈时，或者在关键时刻，比如横穿马路、开车时，突然双眼紧闭，严重时双眼完全睁不开，面部表情非常痛苦，根本无法看外界，这种情况下是非常危险的。因此，我们需要好好认识这种疾病。

这就是本节介绍给大家认识的疾病——特发性眼睑痉挛，是指眼、眼眶和眶周眼轮匝肌的自发性痉挛性收缩。主要表现为非意志性强烈闭眼的不断重复。这些患者很容易被误诊，从而耽误了及时治疗。通常为双眼发病，中老年人多发，部分患者还有面部或身体其他部位的局限性痉挛。如发生面肌痉挛，表现为面部不自主抽搐，除了眼部痉挛，还牵连到嘴角，甚至颈部。

正常人的睁、闭眼过程是闭眼睑肌肉（环形眼轮匝肌、皱眉肌、降眉间肌）和开眼睑肌肉（上睑提肌和额肌）协同作用的结果。而睑痉挛就是由于闭眼和睁眼的协同功能失调所致。既往观念认为，睑痉挛可能是精神因素引起；现代医学认为，睑痉挛是神经系统的一种功能性疾病，可能是多种因素造成的。利用脑干磁共振血管成像技术，已经证实睑痉挛与脑干水平的血管异常并压迫了面神经出脑干处有密切关系。

特发性眼睑痉挛主要表现为：频繁而不自主地瞬目眨眼，痉挛性或强直性的闭眼睑，眉毛下垂、上睑下垂，眼睑皮肤松弛等。它的危害性，首先是影响外形，也影响和他人的交流，在社交时，不停地"挤眉弄眼"会给人不礼貌、不庄重的印象；严重者，患者会出现"功能性盲"，所以要及时治疗。

2. "左眼跳财、右眼跳灾"能信吗？

民间广泛流传着一句话"左眼跳财、右眼跳灾"，很多人对此深信不疑。事实真的是这样吗？

当然不是。所谓眼睛"跳"其实是"眼皮跳"。偶尔轻微的眼皮"跳"

并没有病理意义，常常是因为没休息好或压力太大引起的，疲劳缓解了、压力解除了一般就会自行好转，不必理会。但当眼睑频繁出现不自主收缩，甚至造成睁眼困难时，就是一种病理状态，用眼科专业术语描述为眼睑痉挛，需要治疗。

眼睑痉挛在世界范围内都比较常见，多见于中老年女性，表现为持续性的、不受自己控制的眼睑"跳"。随着病程的延长，症状会逐渐加重，患者几乎不能睁眼视物，影响日常生活，导致所谓"功能性盲"。

眼睑痉挛的病因主要包括血管因素、神经传导因素、精神情绪状态和遗传因素，没有任何证据表明其与"财"或"灾"有关。

眼睑痉挛的治疗早期以药物注射为主，晚期往往需要手术治疗。所以当出现眼睛"跳"的症状，并且维持较长时间，应到眼科就诊。

3. 眼睑痉挛如何治疗？

治疗主要分为药物治疗和手术治疗。

（1）药物治疗

临床上应用最广泛的是肉毒杆菌毒素治疗睑痉挛，这是快捷、有效的治疗方法。肉毒杆菌毒素对于很多爱美人士来说比较熟悉，它被广泛用于瘦脸和除皱，可以减轻额纹、眉间纹、鱼尾纹等颜面部皱纹。本节主要讲述的是它在治疗眼睑痉挛方面的作用。肉毒杆菌毒素根据抗原性分为8型，临床上应用最多的是A型肉毒杆菌毒素。

肉毒杆菌毒素的作用机制为可作用于胆碱能运动神经末梢，拮抗钙离子的作用，干扰乙酰胆碱从运动神经末梢的释放，使肌纤维不能收缩。

肉毒杆菌毒素治疗的优点很显著，见效快、有效率高、操作简单、损伤小、副作用程度低，费用也较低；缺点就是治疗一次维持的周期通常是2～5个月，所以需要周期性反复治疗。此外，它有一定的副作用。如长期治疗，容易出现上睑下垂、干眼等。所以，要合理使用剂量。它的副作用一般是局部的、不遗留永久的后果,但也应注意长期使用的蓄积作用。

治疗方法:用5号长针在距睑缘2～3毫米处做皮下或肌内注射,可以注射3～7个点不等,每个注射点的剂量为2.5～10单位,每眼注射10～60单位。注射时,要尽量避开上睑提肌所在位置,以免肉毒杆菌毒素弥散到上睑提肌后,引起上睑下垂。注射后1～5天痉挛症状减轻或消失。

(2)手术治疗

大多数轻中度睑痉挛可以通过注射肉毒杆菌毒素进行治疗。对有些重度的、肉毒杆菌毒素治疗效果欠佳者,考虑手术治疗。

目前认可的术式主要有两种:① 显微神经血管减压术,针对血管变异压迫面神经从而引起眼肌痉挛或者面肌痉挛者,采用此方法。其治愈率高,但毕竟是神经外科中较大一类手术,不少患者望而却步,从而放弃了这种治疗方法。② 肌切除术,其中安德森(Anderson)手术法较多采用。它通过眉毛和眼睑切口做全闭眼睑肌肉(眼轮匝肌、皱眉肌、降眉间肌)切除,再沿眶周切断面神经纤维分支,然后修复眉下垂、眼睑皮肤松弛等改变。这种术式的操作相对简单,术后并发症较少,复发率较低,比较容易推广。术后,部分患者可以完全治愈,部分患者的病情得到缓解,再配合注射肉毒杆菌毒素即可,疗效值得肯定。这种术式通常由从事眼整形的眼科医师来完成,较第一种神经外科手术的创伤要小。

四、重睑术

◆ "双眼皮"的类型有哪些?

◆ "双眼皮"如何设计?

◆ 各种重睑术方法有哪些优缺点?

◆ 重睑术前后要注意哪些?

1."双眼皮"的类型有哪些?

重睑术俗称"开双眼皮",一直占据着美容外科手术的首位,为门诊美容手术总数的40%。可见它对于容颜的改观有多重要。重睑会使眼睛出现丰富多彩、阶梯状的层次变化,所谓"美目盼兮",一对漂亮的双眼皮,会使你的美丽指数飙升不少,所以才会让那么多的爱美人士趋之若鹜。

在打算手术前,对它进行一定的了解很有必要。首先,我们最关心的就是哪种形态的双眼皮才是最适合自己的。重睑的临床分型主要有3类,根据上睑皱襞线(即重睑线)与睑缘线来分类。

(1)开扇型

这是最经典的重睑术目标之一,占重睑类型的60%～70%。其特点是内窄外宽,上睑皮肤皱襞从内眦或靠近内眦开始,向外上逐渐离开睑缘,呈扇状。适合眉毛跟眼睛的距离适中者。大部分的东方女性适合此类型,尤其是有内眦赘皮,又不愿做赘皮矫正术(俗称开眼角)的女性。

(2)平行型

上睑皮肤皱襞跟上睑睑缘基本平行,内、中、外侧重睑宽度大致相同。适合眼睛比较大、眉弓比较高、眉毛距眼睛较远者。

(3)新月型

上睑皮肤皱襞在内、外眦部较低,中间部较高,外形如弯月。

2."双眼皮"如何设计?

重睑设计时,需要把握哪些原则呢? ① 对称美原则,也就是尽量保证双眼的对称,这是最基本的原则。② 比例和谐美原则,要注重重睑与整体容貌之间的和谐关系,而不是刻板地做某一种形式。它强调的是:适合自己的才是最美的。③ 宁窄勿宽、力求适中的原则,毕竟我们大部分人不需要天天登舞台,所以,通常做得不要太夸张。虽然,做"双眼皮"是种"人造美"，但需要把握"自然美"的原则。美的最高境界是，别人觉得你漂亮了，却看不出哪里变化了。

重睑宽度的设计：① 适中的重睑，指宽度为7～8毫米的重睑。这种重睑常为大多数受术者所接受。② 较宽的重睑，指宽度在10毫米及以上的重睑。这种重睑适合于演员等有特别要求者。大部分受术者不愿意有过宽的重睑。③ 较窄的重睑，指宽度为4～5毫米的重睑。有些既希望自己有重睑的形态，又恐怕别人看出其曾做重睑成形术者多要求这种设计。不少韩国的女孩子希望做成这类的，它更接近于自然美。

3. 各种重睑术方法有哪些优缺点？

决定做手术前，还需要对重睑术式有所了解。现有的术式听到的可能不下10种，但归纳起来不外乎3种：埋线法、大切口切开法、介于二者之间的小切口切开法（表2-1）。最后一种俗称韩式法，其实早在20世纪90年代，我国的整形医师就广泛应用此种术式，只是没有刻意宣传而已。近年来韩国医师宣传较多，故被冠名为韩式法。

表2-1　3种重睑术方法的比较

比较项目	埋　线　法	小切口切开法 （韩式法）	大切口切开法
原理	通过缝线在睑板浅层上睑提肌腱膜与皮肤组织之间造成人工的粘连，当眼睑开启时形成重睑	介于埋线和切开两种方法之间	切除松弛的上睑皮肤与部分眼轮匝肌及过多的脂肪，将皮肤切口缝合到睑板上缘的上睑提肌腱膜上，达到重睑
适用人群	适于上睑眶脂肪少、皮肤薄而紧的年轻人，或一侧单睑者	适合上睑皮肤不过分松弛、不臃肿者	适用于年龄较大、上睑皮肤松弛、眶内脂肪过多及对重睑手术效果要求较高的单睑者
特点	不切开，创伤较小，如有问题或日后变窄，还有再切开余地	兼具埋线与切开的优点，术后瘢痕小	术后重睑效果良好，持久可靠

（续表）

比较项目	埋　线　法	小切口切开法（韩式法）	大切口切开法
拆线	一般无须拆线	术后4~5天拆线	术后5~7天拆线
消肿	术后1周	术后10天	术后1个月
创伤程度	轻	中	重
效果维持	1年至数年	数年至数十年	永久

总之，埋线法和小切口切开法较大切口切开法的创伤小，术后恢复快，但是复发率也较大切口切开法为高。所以，埋线法和小切口切开法适合于眼部条件较好的年轻人。

4. 重睑术前后要注意哪些?

术前、术后需要注意些什么呢？① 术前常规测血压、查心电图、测血糖、查血常规，检查出、凝血时间等，基本控制在正常范围内。全身情况好，无感冒、发烧、腹泻等。② 女性避开月经期施行手术。③ 术前1周、术后3天停服阿司匹林等抗凝药物。④ 术后保持切口清洁，防止感染。口服抗生素3天。拆线2天后切口处方可碰水。⑤ 防治术后伤口出血、淤血或血肿。术后3天避免剧烈运动、情绪过激，术后前2天可予冰敷。一旦出现出血或血肿，及时到医院治疗。⑥ 术后第3天开始，上眼睑应该尽量睁大，适当运动，能使重睑弧度更切实地形成，也能促使眼部肌肉和四周组织的血液循环，减轻并逐渐消除手术部位的肿胀，促进手术淤血的早日吸收。⑦ 术后6~7天到医院复诊拆线。

这些术前、术后的注意事项也同样适应于大部分的眼整形手术，所以，有需要的朋友们应该适当了解。

五、眼睑皮肤松弛

◆ "三角眼"是一种病吗？

◆ 眼睑皮肤松弛会导致视疲劳吗？

◆ 如何手术治疗老年眼睑皮肤松弛患者？

1. "三角眼"是一种病吗？

随着岁月的流逝，年龄的增长，眼睑皮肤松弛会在不经意间逐渐出现，多见于中老年人。让人不由感慨：岁月无情，容颜易老。这节我们就来了解一下眼睑皮肤松弛的产生、表现及其治疗。

眼睑皮肤松弛一般以上眼睑较为明显，尤其是上睑中外部分。表现为上眼睑皮肤过多、松弛，出现很多皱褶；肥厚松弛的皮肤向下悬垂，甚至超过睑缘。睑缘大致位于睫毛根部位置，这样会使睑裂缩小变形，呈"三角形"睑裂，也就是俗称的"三角眼"，造成假性或真性的上睑下垂，从而遮挡视轴，看物体时，感觉视野缩小了，视物特别容易疲劳；"三角眼"也会让人感觉很不精神和老态。

部分眼睑皮肤松弛的患者还会经常有异物感。为什么呢？原来，眼睑皮肤松弛明显时，会使睫毛也下垂，从而引起眼睑皮肤内翻和倒睫，患者眼睛不舒服，严重时会流泪、刺痛，诱发结膜炎、角膜炎，使视力下降。

眼睑皮肤松弛发生在下眼睑时，则表现为下睑皮肤松弛，下睑饱满，形成眼袋。

一部分眼睑皮肤松弛的患者还会伴有眉下垂，这是由于老年性改变使眉毛脂肪垫与其下的额肌联系松弛所导致。眉下垂大多出现在眉毛的外侧部分，形成"八字眉"。眉下垂后上睑皮肤向下移位而将上睑缘部分遮盖，也会造成"三角眼"。

2. 眼睑皮肤松弛会导致视疲劳吗?

视疲劳对大家来说应该都不陌生,在现今社会,其发生率非常高。患者的症状多种多样,常见的有近距离工作不能持久,出现眼睛及眼眶周围疼痛、视物模糊、眼睛干涩、流泪等,严重者头痛、恶心、眩晕。它不是独立的疾病,而是由于各种原因引起的一组疲劳综合征。随着智能手机、平板电脑的普及和生活节奏的加快,人们对眼睛的使用越来越频繁,特别是一些青少年学生还由于课业负担加重,往往长时间看书写字,结果在不知不觉中诱发了眼疲劳。日常生活中,患有近视、远视或眼睛本身有炎症,如患结膜炎、角膜炎等时,更容易引发视疲劳;老人及更年期女性因自身调节能力下降,也较易发生眼疲劳。

而现在,我们提出,中老年人的眼睑皮肤松弛,发生在上睑时,会引起假性或真性上睑下垂,遮挡视轴,也就是遮挡部分瞳孔后,使人容易出现视物疲劳;如果发生在下睑,患者可能会出现流泪、溢泪等,导致干眼和视疲劳。

所以,中老年人做睑皮松弛整复手术,除了使外观年轻化,还能解决视疲劳这个功能问题。

3. 如何手术治疗老年眼睑皮肤松弛患者?

(1)上睑皮肤松弛整复术

单纯上睑皮肤松弛者,只需切除松弛的皮肤。如果是上睑皮肤松弛伴有眶脂肪膨出者,则既切除松弛的皮肤,又切除膨出的脂肪。另外,根据患者的需求,可以一举两得,同时做宽度适中的重睑术。如果患者希望保持之前的单眼皮也可以,只单纯去除多余松弛的皮肤即可。另外,伴有明显的眉下垂患者,还可合并做提眉术。

(2)下睑去皱术

下睑去皱术的皮肤切开、肌肉及眶脂肪的处理,均可按照下一节中详细讲述的眼袋整复术进行操作。

六、下睑眼袋

◆ 眼袋是如何产生的？

◆ 眼袋分为哪些类型？

◆ 眼袋的手术方式有哪些？

1. 眼袋是如何产生的？

谁都希望拥有顾盼生辉、明眸善睐的美丽眼睛，可是，当大大的眼袋出现后，再美丽的眼睛也会大打折扣，尤其对于年轻女孩来说，眼袋真是不能承受的美中不足。确实，眼袋是凸显人们面部衰老的一大标识。因此，去眼袋也是人们关注的热点之一。

眼袋是下睑皮肤、皮下组织、肌肉及眶隔松弛，眶内脂肪肥大、突出形成的袋状突起。通常，大家最关心眼袋是如何产生的？它的产生与遗传、年龄、劳累、环境等多个因素有关。首先是遗传，如果直系亲属中有眼袋比较严重的，你就属于眼袋的易发体质。这也解释了为何有些很年轻的女孩也会出现恼人的眼袋。其次是年龄因素，随着年龄的增长，眼部的保养又不够，眼袋便会悄然增大。还有就是和过度劳累有关，过度的疲劳使眼睛同样无法得到休息，尤其是睡眠不好，喜欢熬夜的人，眼周的血液循环一差，就很容易形成眼袋。所以，为了美丽，年轻人也应该和无节制的熬夜说再见。

2. 眼袋分为哪些类型？

（1）皮肤松弛型

此型患者无眶隔脂肪膨隆甚至眶隔凹陷，为单纯性下眼睑及外眦皮肤松弛、弹性差、皱纹明显，可能伴有较深的颊睑沟。形成原因：本身眼部脂肪较少，随着年龄增长，眼周组织衰老减退，导致皮肤松弛、下垂，出现褶皱，从而形成颊睑沟及眼袋。

（2）眶脂肪脱垂型

此型患者眶隔脂肪出现轻度膨隆，但皮肤弹性较好，无明显的眼周皮肤松弛下垂。形成原因主要是眶隔脂肪的先天性或遗传性过度发育，以及因长期睡眠时间不足、身体病变等导致眼睑皮肤、肌肉、眶隔松弛无力，使眶脂肪移位、脱垂。

（3）眼轮匝肌肥厚型

不同于卧蚕精致小巧的眼轮匝肌，这类型眼袋的眼轮匝肌过于肥厚宽大，在靠近下睑缘的眼轮匝肌呈弧形连续增厚状。形成原因多由于眼轮匝肌良性增生肥厚引起。

（4）混合型

指兼有上述两型或两型以上特点者。常见人群为45～60岁中老年人。表现形式为脂肪不同程度膨出，下眼睑皮肤松弛，皱纹明显，伴有泪沟、鼻沟等。严重者甚至出现睑外翻等状况，也就是粉红色的睑结膜会部分暴露在外，很影响外形。形成原因：年龄逐渐增长，皮肤弹性减退，眼轮匝肌及眶隔功能减退、松弛。

3. 眼袋的手术方式有哪些？

一旦出现眼袋，需要注意生活作息规律，少熬夜，严重者需通过手术解决。术式主要有两种。

（1）结膜入路法去眼袋（内路法）

采用结膜入路法取出多余眶隔脂肪，又称内切法去眼袋或无痕去眼袋。即从下眼睑结膜内侧行约8毫米切口，先后将中央、内侧、外侧多余的脂肪去除，使得下睑重现平整状态。术后需要休息1周左右。

（2）下睑缘切口入路法去眼袋（外路法）

沿下眼睑睫毛下方1.5毫米处行切口，并斜向外眦部，先将过于肥厚的眼轮匝肌修薄,部分去除;然后向下分离,打开眶隔,将膨隆的脂肪去除;再将松弛的皮肤适当去除。术后5～7天拆线。

"回眸一笑百媚生",是用来形容古代"四大美女"之一杨贵妃的美丽,以此来总结撰写本章的目的,希望人人拥有一双外形健康,更美丽动人的双眼。

第三章
白 内 障

一、白内障的一般知识

◆ 年纪大了会得白内障吗?

◆ 得了白内障滴眼药水能治好吗?

◆ 医师检查发现有轻度白内障,是否需要马上做手术?

◆ 究竟什么是白内障?

◆ 常见的白内障有哪几种?

◆ 白内障的发病原因有哪些?

◆ 白内障的症状有哪些?

1. 年纪大了会得白内障吗?

年纪大到一定程度可能会得白内障。大部分白内障是年龄相关性白内障,或称为老年性白内障,是晶状体老化后的退行性变引起的。多见于50岁及以上的中老年人,年龄越大,发病率越高,50～60岁人群发病率约为40%,而80岁以上的老年人发病率极高。每个人发病早晚和其生活环境、体质、生活习惯等多种因素有关。

2. 得了白内障滴眼药水能治好吗？

目前市场上确有许多治疗白内障的药物，有中药、西药，有眼药水、口服药，这对于早期白内障能起到一定的缓解症状、减缓病程发展的作用，但并无根治作用；对中、晚期白内障更是没什么作用。治疗白内障，还是需要手术。

3. 医师检查发现有轻度白内障，是否需要马上做手术？

首先，不必惊慌，到一定年龄，每个人都可能得白内障。如果没什么自觉症状，只需每隔半年定期随访就行。一般情况下，排除其他眼内疾病，白内障影响到视力（矫正视力 ≤ 0.5）或影响正常生活了，才考虑手术治疗。

4. 究竟什么是白内障？

晶状体为眼球的重要屈光间质之一，为双凸，扁平、透明结构。依靠晶状体的弹性、睫状体收缩舒张及晶状体悬韧带松弛和紧张，调节我们的眼睛能看清远、近各种距离的景物，我们称之为调节功能。随着年龄的增长，晶状体囊膜弹性降低，晶状体核增大、变硬，睫状肌变弱，调节力减退而出现老花眼。正常透明的晶状体变混浊并影响视力，称为白内障。通俗来讲，人的眼睛犹如一部照相机，晶状体就是传统照相机的镜头，眼底视网膜相当于胶卷。白内障就如相机镜头变混浊了，光线难以照射至胶卷——眼底视网膜，也就难以获得良好的图像。患者视力的好坏与晶状体混浊程度有关。初期混浊对视力影响不大，而后渐加重，明显影响视力甚至失明。

在世界范围内白内障是致盲的首要病因，现在世界上约有 2 000 万人是由于白内障致盲，在大多数的非洲和亚洲国家，白内障至少占盲人的一半。据我国一项调查结果，全国白内障患者人数超过 1 100 万，白内障也是我国引起失明的最主要的眼病。随着世界人均寿命的延长，白内障患者将不断增多。白内障治疗最有效的方法是手术,通过手术治疗绝大多数患者能成功恢复视力。

5. 常见的白内障有哪几种?

（1）老年性白内障

又称年龄相关性白内障,最常见。由于部分患者在中年出现白内障而并非老年,故用与年龄有关的来描述晶状体的改变更为确切。

（2）外伤性白内障

为眼外伤导致的白内障。

（3）并发性白内障

为眼内炎症、出血等疾病导致的白内障。

（4）代谢性白内障

为糖尿病、肾病等内科疾病引起的白内障。

（5）药物性白内障

为使用激素等药物导致的白内障。

（6）放射性白内障

接触红外线、微波等可以引起白内障,称为放射性白内障。

（7）先天性白内障

多见于儿童,出生后就存在或幼年时发生。

6. 白内障的发病原因有哪些?

引起白内障的原因是多方面的,除先天性白内障、外伤性白内障、放射性白内障、糖尿病性白内障等有比较明显的病因外,白内障形成过程可能有多方面的因素,情况相当复杂。常见的老年性白内障（年龄相关性白内障）发病机制迄今尚未完全揭示,可能与年龄增长致机体老化、紫外线长期过度照射、遗传因素、营养不良等有关。在我国经调查证实,高原地区以及阳光辐射较多的地区,白内障的发病率相对增高,我国西藏地区发病率最高。这是因为晶状体长期暴露在阳光下受到紫外线的照射，影响晶状体的氧化－还原过程，晶状体蛋白质发生变性、混浊形成白内障。另外，临床上常见的糖尿病、半乳糖血症、甲状腺功能减退等也都可能引起白内障。

7. 白内障的症状有哪些?

（1）单眼多视

白内障初期，晶状体部分混浊、部分透明，光线通过它投射到视网膜上的物像会产生双影或多影。

（2）色觉异常

白内障初期，由于晶状体吸收水分多而肿胀，其上皮细胞间隙增大而填有微粒水滴，光线透过它时会发生折射而呈现彩色晕光，俗称虹视。

（3）视物模糊

患眼视物逐渐模糊，有时会觉得光线周围出现光圈以及物体的颜色不够明亮。若是在夜间开车的话，会觉得对面过来的汽车车头灯太刺眼而感不适或烦躁。但一般而言，症状发展的过程相当缓慢，并视晶状体最混浊的位置及其发展过程而定。

（4）眼老视减轻

部分老年人平时需要戴老花眼镜来看书读报，但忽然，他们发现自己不需要戴老花眼镜看得也很清楚了，对此有的老年人很开心，事实上，这却不是个好兆头。这是因为老年白内障初发时，晶状体凸度增加，屈光近点发生改变的缘故，是白内障的早期症状之一。

（5）昼盲或夜盲

若晶状体混浊先在中央部开始，白天光强、瞳孔缩小时，光线进入眼内受阻，因而出现昼盲；如晶状体混浊位于周边部，晚上暗光进入赤道部视网膜受阻，而赤道部视网膜的视杆细胞是专司夜视觉的，因而会出现夜盲现象。

（6）眼前暗影

白内障初期，晶状体的部分混浊位于瞳孔区，在眼前可以出现位置固定、形状不变的点状或片状阴影。它与玻璃体混浊引起的飞蚊症有所区别，后者的暗影是可动的，虽然活动范围不大，但时隐时现，形状多变。

二、白内障手术合适的时机

◆ 哪些白内障可以考虑手术？

◆ 很多老年人不愿手术治疗白内障，什么时候进行合适？

◆ 白内障手术有年龄限制吗？

◆ 严重的白内障不做手术有什么危险吗？

1. 哪些白内障可以考虑手术？

各种类型的白内障只要影响视力、影响生活就可手术。包括：未成熟期白内障或成熟期白内障；青光眼白内障或青光眼术后白内障；糖尿病性白内障；中、高度近视白内障；外伤性白内障；先天性白内障；由其他原因所致的并发性白内障。

2. 很多老年人不愿手术治疗白内障，什么时候进行合适？

白内障是老年人的常见病，但很多老年人在得知患病后却一直不想手术。有些患者因为害怕手术，买了市面上宣传的一些药，根据说明用了几个疗程，结果非但不见效，反倒更加看不清东西了，最后只好来医院做手术，这样的例子在临床中很常见。

　　白内障手术并不复杂，整个过程只需十多分钟，既不痛苦也无需害怕。我们曾经为一位100岁老人顺利地进行了手术。所以，老年人首先要克服心理上的恐惧，其次，如果有糖尿病、高血压等疾病，先控制好血压、血糖，再手术就可以了。

　　到目前为止，依然还有很多患者，甚至一些基层医院的眼科医师受这样一种错误观念的影响，那就是白内障要长"熟"了才可以手术。其实，这是二十世纪六七十年代的观点，因为那时白内障手术是要把混浊的晶状体完整摘除，不植入人工晶状体，所以等白内障成熟了更容易完整摘除。

　　然而，随着科学技术的发展，显微手术的应用，白内障的手术治疗有了长足的发展，摘除混浊的晶状体后植入人工晶状体已经成为常规的手术方式。特别是近年来白内障超声乳化手术已经在大城市的中心医院普遍开展起来，使得白内障手术进入了微创手术时代。得了白内障，长期没有治疗，就会导致白内障越长越老，而白内障长得越老，超声粉碎所用的时间和能量就越大，对眼睛的破坏也就越大，手术风险也加大。所以白内障手术要尽早做为好。当白内障影响生活时，就应该接受白内障手术了。一般标准为白内障患者视力降低到0.3～0.5，就应该手术治疗。也有一些特殊要求的患者，虽然视力比0.5要好，但白内障的程度已经影响工作、学习、驾驶汽车等日常行为，也应该及早接受白内障手术。目前主要的手术方式有现代囊外摘除术和超声乳化术两种，以后者为先进，后者的手术切口小、无需缝合，术后恢复快、散光小、并发症少。

3. 白内障手术有年龄限制吗？

　　随着中国进入老龄化社会，由于生活水平的提高，越来越多的老年人需要做白内障手术。白内障手术的最大年龄医学上没有统一限定。有的患者家属认为90岁以上老年人危险性大，不能做手术。其实不然，有些高龄老人身体素质良好,血压、心脏情况稳定,而且目前白内障手术多采用眼部局部麻醉或点麻药(表面麻醉),痛苦很小,因此多能承受手术。画家苏菊仙活到114岁,白内障手术时年龄为104岁。所以,能否承受白内障手术并不取决于年龄,而取决于患者的身体状况。

4. 严重的白内障不做手术有什么危险吗?

　　手术是治疗白内障的最好方法这是无疑的,但并不是得了白内障就要立即手术。上文已经讲述了白内障手术的最好时机,可仍有人认为白内障"熟"了不做手术也无妨,不就是看不见嘛。殊不知这种观点是非常错误及危险的。因为,在白内障的发展过程中,如果不及时治疗,会产生很多严重的并发症,如青光眼、色素膜炎等,这些眼病多发生在白内障的中期和晚期,如膨胀期和过熟期,不仅能引起失明,有时可以引起眼内严重的炎症,致使眼球萎缩;有的患者可能因为长期眼痛,无法忍受,最后不得已必须做眼球摘除。因此,这提醒大家,白内障发展到一定程度必须手术治疗。

三、白内障与青光眼

◆ 白内障会变成青光眼吗?

◆ 做白内障手术可以治疗青光眼吗?

◆ 做白内障手术可以逆转青光眼的视力损害吗?

1. 白内障会变成青光眼吗?

　　晶状体是一种无血管的组织,它的营养主要来自房水。当各种原因引起房水成分和晶体囊膜的通透性改变及代谢紊乱时,晶状体蛋白变性,纤维间出现水隙、空泡、细胞上皮增殖等改变,就形成白内障。有多种类型的白内障可引起青光眼。

老年性白内障混浊逐渐加重时,皮质吸收水分肿胀,晶状体体积增大,推虹膜向前使前房变浅,此时若有闭角性青光眼解剖因素,常因此诱发青光眼急性发作。

成熟期白内障,由于白内障持续时间过长,一般经过数年,晶状体内水分继续丢失而体积缩小,囊膜皱缩、前房加深,晶状体蛋白分解融化呈乳白色液化,晶体核下沉,晶状体囊膜发生变性、变薄及自发性破裂,液化的皮质漏到晶状体囊外,引起过敏性眼炎;长期存在于房水的晶状体皮质堵塞前房角可引起继发性(开角性)青光眼,也称为晶状体溶解性青光眼。

过熟期白内障,晶状体悬韧带常发生退行性变,引起晶状体脱位或剧烈震动可使晶状体核从破裂囊膜中脱出,落入前房或玻璃体,也可引起继发性青光眼。

另外,在白内障术后、外伤使晶状体皮质外溢,都可能造成继发性青光眼。一旦发展成青光眼而未及时治疗就会使视功能严重受损,甚至失明。

2. 做白内障手术可以治疗青光眼吗?

闭角型青光眼摘除晶状体后房角变宽了,从而从根本上解决了房角狭窄的问题,所以提前或尽早行白内障手术将一举两得。

3. 做白内障手术可以逆转青光眼的视力损害吗?

比起白内障,很多青光眼患者都没有什么明显症状。有些人可能只是感觉到眼睛发胀甚至头痛,不过休息后第2天会好很多,就没放在心上。实际上青光眼的病情一直在发展中,假如一直拖下去,很容易造成不可逆转的视力下降,甚至会引起失明。青光眼因致盲率很高,被医学专家称为"潜伏杀手"。青光眼与白内障最大的不同是,眼科医师可以手术摘除白内障,恢复患者的视力,但青光眼引起的视力损害却是无法治愈的。不过,只要患者经常复诊,并且在医师的指导下使用眼药水,病情还是可以得到很好的控制。

青光眼高危因素有:① 45岁以上;② 近距离阅读困难;③ 容易产生视疲劳,如眼睛胀、头痛等,休息后缓解;④ 出现虹视,即看光源时有光环或光晕,傍晚看灯泡出现"红绿光圈"。应及早到医院进行检查。

四、白内障的手术方式

◆ 如何进行白内障手术?

◆ 白内障超声乳化手术是怎样进行的?

1. 如何进行白内障手术?

白内障手术精细,显微手术技巧要求高,并不是患者认为的小手术,而是眼科大手术,对手术医师要求很高。在选择白内障手术之前,应该了解以下内容。

(1)麻醉方法

依患者的情况及医师的判断而决定。① 球后麻醉:麻醉效果良好,手术时眼睛不转动、无疼痛,患者易合作,因而易手术,但偶有球后出血,极少数可致眼球穿孔或视神经受损。② 球周麻醉:麻醉效果较差,但上述并发症少。③ 结膜下麻醉:麻醉效果不定,抑制眼球转动与疼痛效果较差,但安全度较高。④ 点眼麻醉:麻醉效果不定,眼球可转动,需要患者合作,但术后视力恢复快。

(2)手术方法

根据白内障的轻重、软硬度,病患个人体质与健康情况,以及手术时医师的判断而使用不同的手术方法,如传统的晶状体囊外摘出术、先进的小切口超声乳化术及激光乳化术。

（3）手术时间

术前准备及消毒等需要20分钟。患者如无其他全身及眼内特别疾患，并且意识清醒、身体状况良好并且合作良好，手术一般约需10分钟。

2. 白内障超声乳化手术是怎样进行的?

白内障超声乳化手术是在白内障囊外摘除术基础上发展而来。手术采用超声乳化机器，通过约3毫米的角膜或巩膜切口粉碎吸出晶状体核与皮质，保留晶状体后囊膜以便能植入后房型人工晶状体。其显著优点为：手术切口小，仅2.8～5.5毫米，术后切口愈合快，角膜散光小，早期即可获得满意的视力。缺点为：费用高，依赖机器，手术复杂，难度较大。

白内障囊外摘除术是一种成熟而有效的白内障手术方法，手术时需要较大的手术切口，术后角膜散光较大，需2周以后才能达到较高的视力。但此手术方法已为相当数量的眼科医师熟练掌握，费用较低，无需特殊的器械，患者术后复明效果良好，并发症发生率较低（图3-1）。

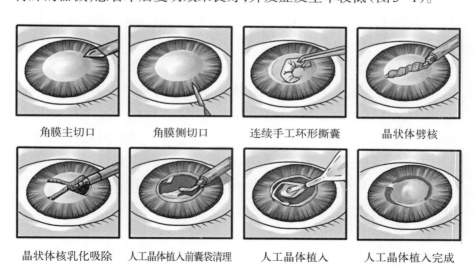

| 角膜主切口 | 角膜侧切口 | 连续手工环形撕囊 | 晶状体劈核 |
| 晶状体核乳化吸除 | 人工晶体植入前囊袋清理 | 人工晶体植入 | 人工晶体植入完成 |

图3-1　白内障囊外摘除术

故不论超声乳化白内障手术或白内障囊外摘除术，只要掌握适应证，熟练掌握手术操作方法都是很理想的白内障复明手术方法。

五、白内障的术前准备

◆　白内障手术前要做哪些检查？

◆　发现心电图异常的心脏病患者能做白内障手术吗？

◆　白内障手术前患者要做哪些准备？

◆　白内障手术中的注意事项有哪些？

1. 白内障手术前要做哪些检查？

白内障手术是眼科比较精尖的手术，为了保证手术效果，需要做充分的术前检查。白内障手术前需进行全身检查与眼科局部检查。

（1）全身检查

全身检查包括心电图、血压、肝功能、血糖、血常规检查等。有严重心脏病者手术中可在心电监护下手术，糖尿病患者血糖应控制在8.0毫摩尔/升以内，高血压患者血压应控制在150/90毫米汞柱。

（2）眼科检查

常规眼科检查包括裸眼视力与矫正视力、眼A/B超、眼压、泪管冲洗，视力<0.1或合并有青光眼的患者需做光定位检查，部分患者需做视野、眼电生理、角膜内皮计数等特殊检查。

白内障手术前需局部滴用抗生素滴眼剂3～5天，有眼睛发红伴分泌物、角膜炎及葡萄膜炎等暂不进行手术。

2. 发现心电图异常的心脏病患者能做白内障手术吗？

老年性白内障患者，由于年龄较大，身体各内脏器官都有不同程度的衰退现象，心脏功能不良在临床上也是常见的。患有心脏病的老年患者能否接受白内障手术，要根据心脏病的严重程度及心功能的状况来决定。白内障手术为眼科常见的显微手术，在局部麻醉下进行，手术操作时间也较短，对全身器官功能影响不大。一般的心脏病患者都可以忍受白内障手术，但仍需注意以下几点：

1）术前应全面细致地进行全身检查，充分估计手术中可能发生的情况，准备好急救药品及抢救器械，制定好急救措施，必要时请心内科医师配合监护患者心功能状况，使手术能安全顺利完成。

2）术前做好思想工作，使患者消除紧张情绪。手术前一天晚上及手术当天给予适量的镇静剂，如地西泮、苯巴比妥等。

3）手术时应充分麻醉以减少疼痛。在压迫眼球降低眼压时，或做眼球固定牵拉眼肌时动作要轻巧，以免发生心-眼反射使心率变慢或骤停。手术方法应选择既简单疗效又好的方法，尽可能缩短手术时间。

4）术后不要长期平卧休息，应采用半卧位，适当下床活动，多吃水果及蔬菜，保持大便通畅。

3. 白内障手术前患者要做哪些准备？

白内障术前准备是非常重要的。除了要配合医师做好一系列眼部和全身检查外，还要做好身心的调整。白内障手术是复明手术，多数效果很好，但由于人与人之间的个体差异，有出现一些并发症的可能，所以作为患者及家属要充分了解术中及术后的并发症及可能出现的异常情况，配合医师治疗。

在术前，患者还要注意休息，调整饮食，戒烟酒，有全身病的患者要在内科医师的指导下，将血压、血糖、心脑血管指标等调整到最佳状况。术前常规使用抗生素眼药水。除小儿全麻手术需要前8小时禁饮食外，白内障手术患者术前可以正常饮食，但不宜吃得过饱。对于特别紧张和心肺功能较差的患者，模拟手术时的铺单，以免手术时过度紧张。

4. 白内障手术中的注意事项有哪些?

咳嗽和屏气会增加眼压,不利手术进行。术中请勿移动头部,非必要不要说话。手术采用局部麻醉,特殊情况采用全身麻醉。术前排便,防止术中憋尿。

六、白内障术后康复相关知识

◆ 白内障术后有哪些注意事项?

◆ 影响术后视力恢复的因素有哪些?

◆ 为什么白内障术后眼前有黑影飘动(飞蚊症)?

◆ 为什么白内障术后视力又下降了?

◆ 激光治疗后发性白内障是怎么回事,有危险吗?

◆ 一眼白内障后,为什么另一眼要尽快手术?

1. 白内障术后有哪些注意事项?

1)白内障术后日常生活如常,不必卧床,但避免用力屏气及剧烈运动,勿用冷热毛巾敷眼或按压眼球。

2)按时复诊。如有特殊情况如眼痛、眼红、视力下降、复视不断流眼泪等,请及时到医院就诊。

3)未经医师许可前,请尽量避免下列动作,以免增高眼压,影响伤口:① 勿抱小孩或提重物等;② 勿弯腰捡东西或自己洗头;③ 勿用手或手帕用力揉擦眼睛;④ 勿朝向术眼一侧睡觉;⑤ 勿吃坚硬食物,如瓜子、蚕豆等;⑥ 勿吃刺激性食物,如辣椒、烟酒等;⑦ 如有便秘,不可用力,可多吃木瓜、香蕉;⑧ 避免剧烈咳嗽。

4)在生活起居中:① 保持心情愉快;② 看电视时间不要太久;③ 多吃蔬菜、水果,多喝开水;④ 洗头发请至理发店躺着洗头,避免眼睛被水溅湿；⑤ 可做一些不费力的家务，如浇花、摺衣服等；⑥ 睡觉时请尽量维持平躺，如需侧卧，需向未手术一侧睡。

2. 影响术后视力恢复的因素有哪些？

白内障手术相当于更换传统照相机的镜头，最后图像的好坏依赖于胶卷也就是眼底的好坏。如果白内障手术以前就存在严重的眼底疾病如老年性黄斑变性、糖尿病眼底病变、高度近视黄斑变性、眼底出血、青光眼视神经萎缩等，哪怕白内障手术非常成功，术后视力也不一定会提高。而术前眼底的好坏由于混浊晶状体的遮挡多数情况下是检查不出的。

3. 为什么白内障术后眼前有黑影飘动（飞蚊症）？

眼前有黑影飘动，尤其是在白色明亮的背景时更明显，还可能伴有闪光感，这称为飞蚊症。主要原因为玻璃体液化和后脱离。玻璃体液化的发生率随年龄和眼轴长度增加，后脱离是在液化的基础上发生。白内障术前因为有白内障的遮挡视力差，飞蚊症不能表现出来，术后混浊的晶状体被摘出，晶状体后面混浊的玻璃体情况就表现出来了，所以有些患者术后出现眼前黑影或原来的黑影增多。

4. 为什么白内障术后视力又下降了？

很多患者白内障术后出现视力下降，经眼科医师诊断为后发性白内障。后发性白内障不是白内障的复发，而是原来透明的后囊膜混浊。白内障手术时保留晶状体后囊膜以支撑人工晶状体，部分少量残留的晶状体皮质与晶状体后囊膜混杂在一起，慢慢形成一层不透明的机化膜，影响视力，称为后发性白内障，简称后发障。

一般情况下，超过95%的儿童患者和超过30%的成人患者在白内障手术后6个月至2年内会发生后发障，导致视力下降。如果后发障严重，通常行激光切开后囊膜后即可治愈。

5. 激光治疗后发性白内障是怎么回事,有危险吗?

通常我们所说的激光治疗白内障是指用YAG激光做的后发性白内障切开术。由于白内障术后残留晶状体皮质,晶状体前囊下上皮细胞再生,加上手术反应及炎症反应与晶状体后囊膜形成一层不透明膜,严重影响了视力。在这种情况下,利用YAG激光的高能量,在瞳孔区中央相当于人眼视轴通过后囊膜处在后发障中央打个小孔,显露出一个透明区域,患者视力就会立即改善。

YAG激光治疗后发障的优点在于:安全可靠,操作方便,无需手术,患者无痛苦,视力恢复可以"立竿见影"。

6. 一眼白内障术后,为什么另一眼要尽快手术?

患者常常在一眼手术后觉得眼部不适,包括眼部干涩、异物感,眼睛里像有东西,看东西颜色略有差异甚至视物发白、发蓝等。其实这是没有手术的眼对术眼视觉有干扰形成的。如果尽快手术另一眼,很多人原有的不适感很快消失。尤其是高度近视患者更要选择尽快手术,以利术后尽快配镜,以获得良好的双眼视力。

七、人工晶状体的选择和作用

◆ 白内障摘除后为什么要植入人工晶状体?

◆ 什么是人工晶状体?

◆ 人工晶状体植入治疗白内障有哪些特点?

◆ 哪一种人工晶状体"最好"?

◆ 植入的人工晶状体能使用多少年?

1. 白内障摘除后为什么要植入人工晶状体?

摘除混浊的晶状体后,术眼成了+10.0D～+11.0D的高度远视眼,此时最好的视力只有0.02,必须戴高度远视眼镜才能恢复视力。而佩戴框架式眼镜及角膜接触镜又有很多缺点或不足,所以最理想的方法就是植入人工晶状体使视力及视野恢复正常。

2. 什么是人工晶状体?

顾名思义,人工晶状体即为人工合成材料制成的一种特殊透镜,成分包括硅胶、聚甲醛丙烯酸甲酯、水凝胶等。人工晶状体的形状、功能类似人眼的晶状体,其重量轻、光学性能高,无抗原性、致炎性、致癌性和生物降解等特性。白内障术后摘除了混浊的晶状体,将人工晶状体植入眼内替代原来的晶状体,使外界物体聚焦成像在视网膜上,就能使患者看清周围的景物了。

3. 人工晶状体植入治疗白内障有哪些特点?

人工晶状体在人眼内相当于一个+9 D～+12 D凸透镜,如果患者术前无屈光不正(即无近视、远视等),则白内障手术摘除了晶状体,术眼就处于高度远视状态,需要佩戴一个相等度数的凸透镜来矫正。这种"高度远视镜"患者佩戴起来不美观、不方便,视觉质量差,而且患者会感觉不舒服。而人工晶状体可以做到:① 在解剖位置上取代正常人眼晶状体的功能。② 单眼白内障术后植入人工晶状体解决了过去由于非患眼视力较好,而术眼术后无法佩戴矫正眼镜的问题,同时可减少双眼视差带来的不适,如头晕、恶心及有时出现的复视。③ 人工晶状体没有无晶体眼所造成的视物变形、环形暗点、视野缩小等缺点。

4. 哪一种人工晶状体"最好"?

白内障患者在手术前都想选一个"最好"的人工晶状体,甚至认为最贵的人工晶状体就是最好的,恐怕选错了晶状体影响术后视力。实际上这个担心是完全不必要的。我们已经知道人工晶状体植入眼球内是使其取代原先晶状体的功能,在原来位置聚焦成像,使眼睛能清晰看到物体。

目前人工晶状体的种类有很多,有进口的、国产的,单焦的、多焦的。并且每个医院所拥有的品牌也各不相同,可根据个人情况选择相对自己合适的晶状体即可,并不一定是最贵的就是最好的。

5. 植入的人工晶状体能使用多少年?

根据40～50年的观察资料表明,人工晶状体在眼内无明显退变、无刺激、无生物降解作用,光学性能稳定。因此植入的人工晶状体能用一辈子。

八、白内障的预防与保健

◆ 如何预防白内障?

◆ 老年性白内障患者如何保养?

1. 如何预防白内障?

到目前为止,还没有有效预防白内障的药物。已经明确的是,紫外线照射可以诱发白内障,所以,夏季外出,需要打遮阳伞、戴墨镜抵挡紫外线的伤害。糖尿病患者容易较早患白内障,这和血糖控制不佳有关,提醒糖尿病患者要认真对待,严格在内科医师的指导下控制血糖。

由于白内障和青光眼的病因复杂,保证用眼卫生、生活规律、态度乐观,是预防这两种疾病的根本所在。首先,积极乐观的生活态度是健康之本,有些老年人常常为家务事所烦恼,生气、伤心、发怒等情绪往往是白内障或青光眼发生的诱因。所以，生活中要避免情绪波动，保持好心情。其次，要注意饮食，多吃蔬菜、水果，为眼睛提供合理充足的营养，少吃辛辣刺激食物，还应该远离烟酒。最后，老年人应适度用眼、科学用眼，保证合理的阅读时间。

2. 老年性白内障患者如何保养？

（1）避免视力过度疲劳

平时应注意采取正确的用眼姿势，距离、光源等恰到好处，每用眼1小时左右，可采用闭目养神、走动、仰望天空或远方等动作，使眼得到放松，不要长时间在昏暗的环境中阅读和工作。

（2）减少辐射

严禁长期过量地接触辐射线。

（3）坚持定期按摩眼部

可采取做眼保健操，按摩眼部睛明、太阳、翳风等穴位，以加速眼部血液循环，增加房水中的免疫因子，提高眼球的自身免疫力，从而延缓晶状体混浊的进程。

（4）注意调节饮食

白内障的形成与晶状体内维生素C、维生素B_6、谷胱目肽、氨基酸及某些微量元素缺乏有关，故应多吃含上述物质的蔬菜、水果、鱼、肉（动物肝脏）及蛋类食物。少食辛辣、香燥、油腻而又不易消化的食物。

（5）调节情绪

保持乐观情绪。

第四章
青 光 眼

一、青光眼的一般知识

◆ 什么是青光眼?

◆ 为什么说青光眼要早期诊断和治疗?

◆ 世界上有多少青光眼患者?

◆ 什么人易患青光眼?

◆ 青光眼会遗传吗?

1. 什么是青光眼?

目前青光眼的一般定义为:青光眼是由于病理性高眼压即眼压超过了眼球内部组织,特别是视神经所能承受的限度,引起视神经损害和视野缺损,最终影响视功能并可导致失明的一组眼病。若不及时治疗,将导致视功能永久性的丧失。

青光眼是最常见的致盲性疾病之一,以眼压升高、视神经萎缩和视野缺损为特征。青光眼的临床特征虽然多样化,但最重要的危害是视功能损害,表现为视力下降和视野缺损。视力下降的根本原因是急性眼压升高,高眼压初期使角膜内皮不能将角膜内的水分正常排出,结果发生角膜上皮水肿而影响视力；急性持续高眼压，可使视力降至光感，这是因为很高的眼压严重影响了视细胞的血供和代谢。慢性高眼压及持续高眼压后期造成视神经萎缩，导致视野缺损。

青光眼性视神经萎缩是多因素的，但最主要的原因是机械压迫和视神经盘缺血。高眼压迫使巩膜筛板向后膨隆，通过筛板的视神经纤维受到挤压和牵拉，阻断了视神经纤维的轴浆流；高眼压同时引起视神经盘缺血，加重了视神经纤维的损伤，最终导致视神经萎缩。由于视野缺损的产生具有隐匿性和渐进性，特别是原发性开角型青光眼，因早期临床表现不明显或没有特异性而不易发觉，一旦发现视力下降就诊时，往往已是病程晚期，视野缺损严重，且不可恢复。因此青光眼强调早期发现，及时治疗。

2. 为什么说青光眼要早期诊断和治疗？

我国原发性青光眼的患病率为0.21%～1.75%。40岁以上的人群患病率为1.4%，一般意义上来说，其发病率随着年龄的增加而增加，因此，可以属于老年性疾病。并且随着沙眼和其他感染性眼病逐渐被控制以及我国人口平均寿命延长，青光眼已成为我国当前主要的致盲眼病之一。据调查，我国目前至少有500万青光眼患者，其中79万人双目失明。青光眼这一疾病的严重性在于患者一旦发生失明，视力就再也不能恢复了，因为视神经受到的损害是一种不可逆的改变。并且这种疾病的发生往往累及双眼，尽管双眼发病可有先后，但最终双眼视力丧失的结果是一样的。另一个严重性在于青光眼像糖尿病、高血压一样为一种终身性疾病，如果不治疗，它会向坏的方向不断进展，直至最后失明。即使在短期内采用手术或药物控制病情，仍然需要长期随访、治疗。尽管如此，如果我们对该病能早期诊断、早期治疗，也就是说，在视神经受到损害之前早期发现和治疗，就能防止和延缓青光眼病程的发展，使绝大多数人都能终身保持有用的视功能，从而避免青光眼所导致的盲目。遗憾的是，许多人对青光眼的危害知之甚少,即使患病也不积极进行治疗,延误了最佳治疗时机。

3. 世界上有多少青光眼患者?

青光眼是目前世界范围内第二大致盲眼病,在不可逆性的致盲眼病中青光眼排在首位。据统计,2000年全世界约有6 680万原发性青光眼患者,其中约10%的患者失明。我国目前至少有500万青光眼患者,其中79万人双目失明。根据世界各地的流行病学研究资料,以联合国2020年世界人口推算,指出2020年全世界青光眼人数约有7 960万,我国青光眼患者人数估计有600万。

青光眼的发病存在地域、种族、性别、年龄上的差异。原发性闭角型青光眼主要在亚洲地区;黄种人群多见,黑种人其次,白种人最少;女性多见,男女比例为1:3;多发生在40岁以上,50~70岁为最多;是我国最常见的青光眼类型。原发性开角型青光眼是欧裔和非裔人群最常见的青光眼类型,患病率为1.5%~2%,并随年龄的增长而增长。正常眼压性青光眼可占开角型青光眼的20%~50%,以亚洲,特别是日本、韩国居民最多见;多数在40~60岁年龄发病,女性多于男性。

由于慢性青光眼往往可以没有不适症状,在不自觉中逐渐丧失了部分甚至全部视力。另外,世界各国的经济发展不同,有很多青光眼未被检出。因此,青光眼的发病率远高于目前现有的流行病学调查结果。

4. 什么人易患青光眼?

(1)具有青光眼家族史

父母、兄弟姐妹或其他血缘亲属中有青光眼病史者,其青光眼发病率是无家族史者的5~10倍,占整个发病人数的13%~47%。

(2)年龄与性别

随着年龄增加,青光眼发生率增加。开角型青光眼多发于30岁左右,患病者没有明显的性别差异。45岁以上闭角型青光眼患者占青光眼患者的68.2%～76.8%，并且女性多于男性。

（3）屈光因素

屈光不正（近视、远视、老视）发病率较高。其中具有高度近视眼的人开角型青光眼发病率高，如在短时间内近视度数不断加深，有可能是高度近视伴发了开角型青光眼。而远视的人多为短眼球，眼球前部结构拥挤，可能会发展为闭角型青光眼。

（4）高眼压、角膜厚度偏薄

高眼压、角膜厚度偏薄是原发性开角型青光眼的重要危险因素。

（5）外伤

眼睛有过外伤或有过其他眼病（如视网膜中央静脉阻塞、葡萄膜炎、糖尿病视网膜病变等）的人，容易患继发性青光眼。

（6）眼药水的使用

长期滴用含激素眼药水的人（尤其是青少年）或因其他疾病（自身免疫系统疾病、肾病等）长期全身应用激素的人，容易患药物性青光眼。

（7）不良习性

经常头痛、眼胀、鼻根酸胀、虹视、短暂视物模糊，仍长期在暗室中工作或看电影等，可能易患闭角型青光眼。

（8）其他

不良生活习惯、脾气暴躁或性格抑郁与青光眼发生也有关。

有以上高危因素的人群，应定期进行眼科体检，以便及早发现青光眼。通常1～2年要检查1次。不要一次检查后没被诊断为青光眼而就不注意了，有些青光眼的诊断需要长期随访观察，再综合评估方能确诊。

5. 青光眼会遗传吗？

青光眼到底会不会遗传，这是大家最关心的问题。目前流行病学调查发现，青光眼属于多因素疾病，包括遗传和环境因素的影响，其中遗传倾向性已经得到国内外学者的公认。青光眼患者的直系亲属患青光眼的概率会比一般人高。

青光眼确切的遗传方式还不清楚，一般认为青光眼是多基因遗传。研究发现，青光眼的发病至少与8个染色体位点有关。而在先天性青光眼中，遗传的方式也与成年人青光眼有所不同，10%的患者有常染色体隐性遗传特征。如患病的是男孩，则其他孩子患病率约为3%；而如果是女孩患病，则其他孩子几乎不会患病。

青光眼遗传特征虽然还有待进一步研究，但可以肯定的是，有青光眼家族史的人，发生青光眼的概率明显高于普通人群。从体征上来说，小眼球、小角膜、远视眼者以及40岁以上的正视眼者是闭角型青光眼的易感人群。近视眼患者，罹患糖尿病、眼底出血、自身免疫性疾病者则是开角型青光眼的易感人群。

二、眼压的知识

◆ 什么是正常眼压？

◆ 眼压不高就不是青光眼吗？

◆ 眼压是如何维持平稳的？

◆ 影响眼压的因素有哪些？

1. 什么是正常眼压？

能维持正常视功能的眼压称为正常眼压。眼压指的是眼球内容物作用于眼球内壁的压力。尽管在一天的不同时间内，一个人的眼压可以有轻微的变化，但总是处在正常的安全范围内波动。眼压过高，对眼内组织压力过大，组织中血流不畅，会引起组织萎缩变性，影响眼的视觉功能；眼压过低，又会使眼球塌陷变形。我国正常人群中的眼压平均值是10～21毫米汞柱，平均为16毫米汞柱。正常情况下，眼压常有轻微波动，双眼也可稍有差异，但双眼眼压差异不应大于5毫米汞柱，24小时内眼压波动范围不应大于8毫米汞柱。

2. 眼压不高就不是青光眼吗？

眼压高就是青光眼，眼压不高就不是青光眼吗？当然不是。正常人的生理眼压平均值为10～21毫米汞柱，但绝不能机械地把小于10毫米汞柱和大于21毫米汞柱都认为是青光眼。每个人眼球的视神经对眼压的耐受力不同，有些眼球眼压高于21毫米汞柱，可产生视神经乳头和视野损害而成为真正的青光眼；有些眼压虽高出正常值却不产生视神经乳头及视野损害，称为高眼压症；另一些患者有青光眼性视神经乳头损害和视野缺损，但眼压却在正常值范围以内，称为正常眼压青光眼或低压性青光眼。这种能引起视神经乳头损害和视野缺损的眼压，我们称之为病理眼压。因此，高眼压并不都是青光眼，而正常眼压也不能排除青光眼。眼压升高是引起视神经、视野损害的重要因素，眼压越高，对眼的危险性越大，但眼压升高不是唯一因素。认识正常眼压及病理眼压，对青光眼的诊断和治疗都有一定意义。

3. 眼压是如何维持平稳的？

在正常情况下，房水的产生和排出不断进行，生理性眼压的稳定性，主要有赖于房水生成量与排出量的动态平衡。睫状体就像眼内的小水龙头，不断地产生房水，房水产生后进入后房，从后房经过瞳孔进入前房，再从前房角的小梁网进入施莱姆（Schlemm）管，最后从房水静脉入睫状前静脉而回到血液循环。另外，还有少部分房水是经虹膜表面被吸收并进入脉络膜上腔排出。这就是房水循环的途径。房水在流出的通路上会遇到多处的阻力，主要的阻力位于前房角，此处的阻力占3/4。正是由于这些阻力,房水才以一定的速度缓慢流出,这样就能维持一定的眼压,并向邻近组织输送营养,同时将代谢产物排出。如果房水的排出系统出现某种病理改变,使房水排出受阻,就会使眼内房水积聚过多,使眼压升高,最终导致青光眼。而治疗青光眼也就是采用各种方法,使房水生成和排出重新恢复平衡,以达到降压的目的。

4. 影响眼压的因素有哪些?

眼压是相对稳定而不是恒定不变的,如房水生成、房水流出和眼球壁硬度等因素均可影响眼压的变动。有以下因素眼压易偏高,包括:① 家族史,有青光眼家族史者眼压偏高;② 年龄,40岁以上者眼压偏高;③ 性别,40岁以内男女眼压无明显差别,40岁以上女性眼压偏高于同龄男性;④ 眼球壁硬度,硬度大者眼压偏高,反之偏低;⑤ 肥胖,个体眼压变化随体重的增加而增加;⑥ 种族,黑人眼压高于白人,亚非人眼压高于欧美人。属以上人群者应引起重视,经常去医院监测眼压的动态变化。

哪些因素直接影响眼压改变? 高血压与高眼压是有一定关联的。眼压变化随心脏收缩、舒张而变化,与人的心血管节律相一致,收缩期眼压略高于舒张期,所以,血压升高,眼压也可随之升高,其增高值约为血压增高值的1/10。青光眼患者若同时患有高血压,应注意及时控制升高的血压,即需两病同时治疗,并保持其相对平衡。但是血压也不宜下降太多、太快,若血压下降较多,而眼压未被控制,视神经乳头的灌注压更低,视力将迅速减退,视野也会相应缩小,更容易加重青光眼的病情。

影响眼压变化的因素除心血管节律外,还受到许多因素的影响:① 眼球受压,瞬目、眼睑紧闭和眼外肌紧张收缩可使眼压升高,幅度可达2～10毫米汞柱,受压解除后,眼压即可恢复正常。但持续对眼球加压,如眼部手术时的局部麻醉,则眼压会降低。② 体位,当从站立位或坐位改变为仰卧位时,眼压会升高2～3毫米汞柱;从仰卧位恢复到坐位或立位时,则眼压降低。③ 呼吸,吸气时眼压低,呼气时眼压高,一呼一吸,眼压可相差2～5毫米汞柱。④ 昼夜波动,在昼夜24小时最常见的是早晨眼压高,晚间眼压低,但也有相反或其他情况。⑤ 月经周期,月经前和月经期眼压稍有增高。⑥ 其他诸如气温、季节、精神情绪等均可对眼压有一定的影响。

三、青光眼的类型和临床表现

◆ 原发性青光眼如何分类?

◆ 急性闭角型青光眼的临床表现有哪些?

◆ 开角型青光眼有哪些严重危害?

◆ 什么是正常眼压青光眼?

◆ 什么是慢性闭角型青光眼?

合理的分类对青光眼的诊断和治疗有着重要意义。青光眼不是一种单纯的眼病,而是包含一系列不同病因引起的相同症状和体征的一组眼病,由于它的病因十分复杂,目前国际上尚无统一的分类方法。我国根据前房角形态(开角或闭角)、发病机制、发病年龄这3个主要因素,一般将青光眼分为四大类:① 原发性青光眼,又分为闭角型与开角型两种;② 继发性青光眼,主要是由于眼部其他疾病所引起,一般病因较明确;③ 混合型青光眼,是指同时具有2种或2种以上类型的青光眼发病;④ 先天性青光眼,主要是由于胎儿在胚胎发育期内前房角结构发育异常所致,大多是患儿出生时就已患病。

1. 原发性青光眼如何分类?

原发性青光眼根据发病时前房角的开放或关闭,又分为闭角型青光眼与开角型青光眼两大类。各有其不同特点。

（1）闭角型青光眼

这类患者情绪易波动，常可急性发作。女性多于男性，发病率为男性的2～4倍；年龄多在40岁以上，特别是50～70岁者居多。虽然为双侧性疾患，但常一眼先发病，双眼同时发作者较少。这种类型的青光眼与遗传有关，患者的亲属中浅前房和窄前房角的较正常人明显多见。根据发病时间的缓急，该类青光眼又分为急性闭角型青光眼和慢性闭角型青光眼两种。

（2）开角型青光眼

又称慢性单纯性青光眼。这种类型的青光眼中男性略多，有一定的家族遗传史，且家族性的发病率明显高于闭角型青光眼。年龄分布在20～60岁。病情进展较为缓慢，而且没有明显症状，有时不易早期发现，个别患者甚至一眼已经失明，也不知是何时发的病。这种在没有症状下逐渐导致失明的眼病，具有更大的危险性。因此，应引起大家的高度警惕。

2. 急性闭角型青光眼的临床表现有哪些?

急性闭角型青光眼的主要发病原因是眼球解剖结构变异，前房角的狭窄是该病的病变基础。这种具有遗传倾向的解剖变异包括眼轴较短、角膜较小、前房浅、前房角狭窄，而且晶状体较厚，位置相对靠前，使瞳孔缘与晶状体前表面接触紧密，房水越过瞳孔时的阻力增加；后房阻力相对高于前房，推挤虹膜向前膨隆，使前房更浅，前房角更窄。一旦周边虹膜与小梁网发生接触，前房角即告关闭，眼压急剧升高引起青光眼急性发作。这种情况常发生在远视眼的人群中，因为他们的眼轴较短、角膜较小、相对前房角较浅。另外，在白内障膨胀期时，晶状体吸收水分后变厚，使晶体虹膜隔向前房移位，前房角变浅。在情绪激动、气候变化等诱因存在的条件下，这些人就容易发生急性闭角型青光眼。

　　我们停留在暗处或用散瞳剂等因素均可使瞳孔散大。瞳孔散大时虹膜周边部阻塞了狭窄的前房角，妨碍房水的排出，从而引起眼压升高。当瞳孔极度散大时，虹膜与晶状体的贴附又变松，可解除瞳孔阻滞，从而解除了青光眼发作的因素。而在瞳孔中度散大时，瞳孔阻滞尚未解除，虹膜与晶状体的贴附紧密甚至完全闭锁，前房角处的虹膜被增高的后房压力推挤向前与角膜周边部接触，阻断房水流出眼外，使眼压增高（图4-1）。因此，中度散大的瞳孔对于青光眼发作来说是最危险的。

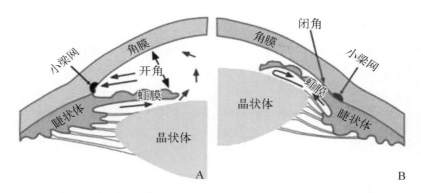

图4-1　正常前房房水流通途径（A）和虹膜晶体隔前移瞳孔阻滞引起房角关闭（B）

　　急性闭角型青光眼按其发生、发展的时间先后共分6期，不同病期各有其特征。① 临床前期：闭角型青光眼是双侧性眼病，当一眼急性发作后，另一眼即使没有任何临床症状也可以诊断为急性闭角型青光眼临床前期。② 先兆期：表现为一过性或反复多次的小发作，发作大多数出现在傍晚时分，雾视、虹视，可能有同侧额部疼痛、鼻根部酸胀。上述症状历时短暂，休息后自行缓解。③ 急性发作期：起病急，可以在一天或几小时内，前房角大部分或全部关闭，眼压突然升高。表现为剧烈头痛、眼痛、畏光、流泪，视力严重减退，甚至降到数指或手动。可伴有恶心、呕吐等全身症状。检查时可发现有眼睑水肿、混合充血或球结膜水肿、角膜上皮水肿。前房角极浅，周边前房几乎完全消失。瞳孔中等散大，常呈竖椭圆状，光反射迟钝或消失。眼压可达到50毫米汞柱以上。④间歇期：指小发作后自行缓解，前房角重新开放或大部分开放，小梁网尚未遭受严重损害，不用药或仅用少量缩瞳剂眼压不再升高。⑤慢性期：急性大发作或反复发作以后，前房角广泛粘连，小梁的滤过功能已严重损害。⑥绝对期：视神经已完全遭到高眼压的破坏，视力已无光感且无法挽救。急性大发作后，大多数患者症状部分缓解而进入慢性期，部分患者症状完全缓解而进入间歇期，少数患者急性发作严重，眼压极高，而又未能及时控制，可于数日内失明。如果在疾病的早期如临床前期、先兆期或间歇期就得到治疗，就可以控制眼压，不至于引起急性大发作，从而保护眼内结构不受严重损害。所以，早期诊断、早期治疗是十分有意义的。

头痛往往是青光眼患者的首发症状。但不同于一般性的头痛可用镇静、去痛药缓解。因为青光眼性的头痛是由于眼压升高压迫眼球组织而产生的，并沿三叉神经放射至头部，只有在眼压下降后才可减轻或消除。青光眼头痛往往还伴有眼眶、鼻根胀痛，单眼的头痛还可表现为剧烈的偏头痛。一些患者常以为是高血压或是颅脑疾病而先去内科、神经科就诊而耽误治疗时机，造成严重后果甚至失明。如果出现用药后不能缓解的头痛，同时有眼红、眼痛、视力下降症状，应及时找眼科医师诊治，测定头痛时的眼压数值，这对青光眼的诊断是很有帮助的。

青光眼急性发作时，由于剧烈的头痛和高眼压，压迫感觉神经末梢引起反射性的恶心、呕吐和全身不适，如脉搏加快、体温升高等，有时呕吐后眼压反而可下降，出现一时性好转，但眼压仍高，虹视、头痛也都还存在。只有在眼压下降时才会减轻或消除。而胃肠道疾病引起的恶心、呕吐也很常见，但往往有腹痛或大便次数改变等表现，常有病毒感染或不洁食物食用史，一般用止呕、止痛药物后多可缓解。如果不详细询问病史忽略了眼部的检查，青光眼可被误诊为脑血管疾患或胃肠系统疾病，因而延误治疗。所以，恶心、呕吐、全身不适，同时伴有眼痛、头痛的患者，应考虑青光眼发作的可能性，并进行必要的眼部检查。

　　青光眼患者在急性发作时都有明显的视力下降,有时在短时期内甚至几小时内,视力降到数指或手动。除了角膜水肿这一原因外,导致这一结果的更主要的原因是眼压增高压迫视神经内的血管,造成视神经、视网膜供血障碍,甚至使血流突然中断。眼压越高,视神经受压越厉害,视力下降也就越明显。如果1～2天内眼压降至正常范围,视力有恢复正常的可能性;反之,眼压持续升高,丧失的视力就再也不能恢复正常了。所以,我们强调青光眼的早期诊断、早期治疗对保护患者的视功能是十分有意义的。一旦确诊为青光眼,应该遵从医嘱,按时用药,定期复查。在目前的医疗水平下,早期发现的青光眼完全可以得到控制,并终身保持有用的视功能。

　　虹视是指患者发病时看路灯或白炽灯泡时可见其周围有彩色环,外圈红色,内圈绿色或紫蓝色,就像雨后天空出现的彩虹一样,故而得名。它是闭角型青光眼的一种特殊的自觉症状。由于眼压升高后,房水循环发生障碍,引起角膜上皮水肿,从而改变了角膜折光所致。眼压恢复正常后,虹视就消失了。但虹视并非青光眼的特有症状。晶状体核硬化、混浊或结膜部有分泌物时也可发生,只是色调不如典型的彩虹那样鲜明。此外,正常人在雾中观看小而亮的路灯时也可发生虹视,这是因为空气中水分较多,与雨后天晴所出现的彩虹相同,没有临床意义。所以虹视是青光眼的症状,但出现虹视并不一定都是青光眼。

3. 开角型青光眼有哪些严重危害?

　　开角型青光眼是青光眼最常见的类型。它的严重危害在于眼睛不红、不痛,不引起注意,悄悄导致失明。该型青光眼的特点是,眼压虽然升高,但前房角并不狭窄,始终是开放的,病变位于小梁网和施莱姆管系统,房水外流受阻于此。进一步研究发现,小梁内皮细胞变性、脱落或增生,小梁条索增厚,网眼变窄或闭塞,施莱姆管内壁高密度斑状物质沉着等病理改变。所以,开角型青光眼眼压升高是由于房水排出管道逐渐被堵塞所致,而不是前房角狭窄所致,与闭角型青光眼的病因有根本区别。

开角型青光眼是一种终生疾病,早期症状和损伤不易被察觉,发病隐蔽,一不红,二不痛,三不影响视力,只是眼压慢慢地增高,即使得病一二十年,患者自己也毫无感觉,此时虽然视功能受严重损害,可视力仍可在正常范围,甚至达到1.5。总的眼压水平多较正常值略为偏高。早期表现为眼压不稳定,有时可在正常范围,测量24小时眼压较易发现眼压高峰且昼夜波动较大。随着病情缓慢进展,眼压水平可进一步增高。高眼压将眼底的视神经乳头压得向后凹陷,凹陷越压越大,越压越深,甚至整个视神经乳头部几乎都是凹陷。在凹陷处的神经组织因萎缩而不能传导视冲动,视野检查会发现看不清楚的范围。随着凹陷的加大,暗点相应增大,高眼压持续二三十年,视野范围日益缩小,晚期只能看到视野正中的一小部分,即管状视野。此时视力可能开始减退,眼压再增高,仅剩的一点点视神经也保不住了,全部萎缩,导致视野全部丧失,保存到最后的视力终于被青光眼所侵吞,最后的结局是双目失明。

青光眼患者检查眼底时,可观察到视神经乳头的青光眼性凹陷及萎缩具有一定的特殊性,这是诊断的可靠根据,具有重要的临床价值。青光眼性视神经乳头改变的主要过程是神经节细胞轴索的丢失。当轴索丢失后视盘沿神经组织量减少,导致视盘沿和视神经乳头凹陷形态的改变。常表现为病理性凹陷,目前普遍采用凹陷与视盘直径的比值(C/D)表示凹陷大小。常见的表现为:① 视神经乳头凹陷扩大、加深,C/D大于0.6或双眼C/D差大于0.2为异常;② 视盘沿变薄,常伴有视盘沿的宽窄不均和切迹,表示视盘沿视神经纤维数量减少;③ 视盘血管改变,表现为视盘边缘出血、血管架空,视盘血管鼻侧移位,血管呈屈膝状改变,以及有视网膜中央动脉搏动;④ 眼底检查可发现视网膜神经纤维层缺损。多数人认为青光眼凹陷可出现于视野缺损之前,因为病理凹陷的形成是由于支架组织的丢失,而神经纤维尚未受损害,所以视神经乳头凹陷被认为是青光眼早期诊断指征之一。故应注意视神经乳头的早期改变,及时诊断、治疗,以防止视功能发生损害。

　　视功能的改变是青光眼诊断和病情评价的重要指标之一。青光眼视功能改变主要表现为视野缺损。视野缺损为慢性眼压升高导致视神经乳头损害、视网膜神经纤维束病变，有其特征性改变。早期表现为孤立的旁中心暗点或鼻侧阶梯。旁中心暗点逐渐扩大，多个暗点相互融合并向鼻侧扩展，绕过注视中心形成弓形暗点，这是典型的神经纤维束型视野缺损。上、下方弓形暗点可围绕中心注视点对接，形成环形暗点。进一步发展，缺损可扩展到鼻下方形成全鼻侧视野缺损。以后从周边部各方向逐渐向中心收缩，周边部视野也向心性缩小。晚期，视野大部分丧失，仅残存5°～10°中心小岛，即管状视野。此时还可能保留1.0的中心视力，而视野缺损已达注视点附近。这种小视野可保持相当长的时间，缺损常由鼻侧向中心注视点进展，当注视点受侵犯则视力可突然丧失。有些病例在有管状视野的同时，颞侧周边部尚存有小的视力区，称为颞侧视岛。当中心视野消失后，最后仅保留颞侧视岛，仅仅残存微弱的视力；此状态可以维持很长时间，最后视力完全丧失。

　　开角型青光眼多无自觉症状，早期极易漏诊，很大程度上依靠健康普查来发现。其主要诊断指标有：① 眼压升高，应注意在疾病早期眼压并不呈持续性升高，故不能依靠单次正常眼压值就判断眼压不高，测定24小时眼压有助于发现眼压高峰值。② 眼底，视神经乳头损害，C/D＞0.6，或双眼C/D差值＞0.2时，应引起重视。定期随访，发现视神经乳头进行性加深扩大，更有诊断意义。③ 视野缺损，对重复性旁中心暗点或鼻侧阶梯，常系青光眼早期视野损害征象。眼压升高、视神经乳头损害及视野改变三大指标，如其中2项为阳性，检查房角属开角，诊断即可成立。

4. 什么是正常眼压青光眼？

　　正常眼压青光眼是指有特征性青光眼视神经乳头损害和视野缺损，但眼压始终在正常范围内，即低于21毫米汞柱，故又被称为低压性青光眼。

正常眼压青光眼的病因十分复杂,但各种致病因素中主要是由视神经乳头解剖结构的缺陷和或视神经血供自动调节障碍,增加视神经乳头对压力所致缺血的易感性,最终导致视神经乳头缺血所致。这些患者常合并脑血管疾病和低血压,进一步的研究发现以下原因:① 由于视盘某些小血管的病变,使视盘盘沿的节段梗死,进而神经纤维萎缩,视野缺损不断扩大;② 长期低血压和严重的心律失常,导致眼动脉压降低,视神经乳头灌注不良而缺血;③ 血液全血黏度增高,血流阻力高,与缺血有关;④ 筛板薄而结构异常,组织脆弱,对眼压的抵抗力低,生理凹陷增大,凹陷加深压迫视神经,引起血供障碍。这些综合因素最终导致视盘血管灌注不良,视盘缺血而发生视神经病变和视野缺损。所以,正常眼压者也会得青光眼。

正常眼压青光眼在人群中的发病率约为0.15%,占所有开角型青光眼的18%~20%。国外报道女性患病率较高,国内则是男性高于女性(约为3∶1);以中老年人患病多见。随着人们平均寿命的延长,其发病率有增长趋势,因此,充分认识该病非常重要。正常眼压青光眼同开角型青光眼一样,为患者具有青光眼性视神经乳头病理凹陷和萎缩及青光眼性视野缺损,但矫正眼压在正常值范围以内,前房角开放。该病起病隐匿,缓慢进展,常在不知不觉中患病。如未得到恰当治疗,病情将继续恶化,甚至可使患者完全失明。由于没有自觉症状,患者常到晚期视野明显缺损时才来就诊,往往是在常规体检中发现。临床表现基本与开角型青光眼相同,不同的是眼压虽然在正常范围内,但24小时内眼压波动较大。如果检查时发现视盘中央生理凹陷扩大,盘沿周围有片状出血,同时患有低血压尤其是舒张期的血压偏低、全血黏度增高、有严重的心律失常和心肌梗死,或在短期内有大出血、休克等血压下降等因素存在,应高度怀疑该病。

正常眼压青光眼可出现视盘片状出血,发生率约为20%,明显高于开角型青光眼和正常眼。眼底检查时可发现,视盘片状出血常呈火焰状或线状,多出现在盘沿切迹处,或出现片状出血后2~3个月发生盘沿切迹,可反复出现,通常发生在右眼的时钟7或11点,左眼的时钟1或5点,即视神经乳头上下极的弓形分布区域；可以出现在视网膜神经纤维层缺损、盘沿切迹和视野改变之前。视盘出血的原因是视神经乳头小血管急性梗死的结果，同时筛板变形后塌陷损伤血管也是另一重要因素，而正常眼压青光眼患者的视盘出血发生率高，可能与筛板结构脆弱有关。但不管原因如何，发生视盘出血应进一步检查有无青光眼存在，如果已确诊青光眼，则是疾病进展、病情恶化的迹象。

5. 什么是慢性闭角型青光眼？

慢性闭角型青光眼发病的基本条件是前房角狭窄，故而归类于原发性闭角型青光眼。与急性闭角型青光眼相比，它也有浅前房角、前房角窄等解剖结构，而瞳孔阻滞不明显。随着病情的缓慢进展和患者年龄的不断增大，周边虹膜与小梁网发生粘连，继而使小梁网功能受损，房水排出阻力增大，而使眼压升高。由于它的前房角粘连是由点到面逐步发展的，小梁网的损害也是渐进性的，所以眼压多为中度升高，而无急性发作时的表现。而小梁网损害后眼压升高后出现的一系列改变与开角型青光眼相似，所以又具有开角型青光眼的视神经乳头改变和青光眼视野缺损。

慢性闭角型青光眼是原发型闭角性青光眼的一种，随着房角镜检查的不断普及和青光眼检查手段的不断改进和多样化，过去诊断为开角型青光眼的病例，实际上是慢性闭角型青光眼。我国闭角型青光眼占原发性青光眼80%以上，慢性闭角型青光眼又占原发性闭角型青光眼60%，不少患者无任何自觉症状，往往遮盖健眼时才发现患眼视功能降低或消失。有人对住院患者统计分析发现，慢性闭角型青光眼患者入院时已丧失视觉功能者占30%～70%，提示早期诊断、早期治疗的重要性。这类患者有以下特点：① 发病年龄较急性闭角型青光眼要早，多在50岁多左右，男性多见；② 房角镜检查发现周边前房角浅，虹膜周边前粘连（前房角中等狭窄）；③ 眼压升高，但一般小于50毫米汞柱；④ 无眼球充血和剧烈眼痛、头痛和视力下降等急性发作；⑤ 有典型的青光眼视神经乳头凹陷萎缩的眼底改变及青光眼视野缺损。因此,加强对于没有症状而悄悄丧失视功能的慢性闭角型青光眼的早期诊断,更显重要。

四、继发性青光眼

◆　什么是继发性青光眼?

◆　哪些病会导致继发性青光眼?

1. 什么是继发性青光眼?

继发性青光眼是由于某些眼病或全身疾病干扰或破坏了正常的房水循环,使房水出路受阻而引起眼压增高的一组青光眼,占青光眼总数的20%～40%,多为单眼发病。眼压升高可能由于前房角区域的正常结构遭到破坏,或是因眼内容量过度增加,也有以上两种因素综合在一起而致眼压升高,一般病因比较明确。根据病因结合房水排出障碍的机制可分出多种类型,大致分为继发性开角青光眼、继发性闭角青光眼和继发先天性(发育型)青光眼。继发性青光眼的诊断,首先有眼部或全身病变,当然还有高眼压和视神经损伤。通过房角镜检查,了解造成高眼压的原因是前房角关闭还是小梁滤过功能障碍,以诊断是继发性开角型青光眼还是闭角型青光眼,以便对症治疗。由于原发眼的病因不同,临床表现亦各异。应针对原发病进行治疗,同时用药控制眼压,必要时进行手术治疗。

2. 哪些病会导致继发性青光眼?

（1）虹膜睫状体炎导致的青光眼

虹膜睫状体炎是一种与免疫反应有关的前葡萄膜炎。当急性起病时,因睫状体炎症,房水分泌减少,眼压往往偏低,但随着炎症继续,血管扩张,浆液渗漏加上各种炎细胞浸润,使房水中炎性渗出物比较浓厚,其中蛋白质含量较高时,可使眼压升高而继发青光眼。虹膜睫状体炎进入慢性或陈旧性阶段,发生虹膜后粘连(即虹膜与晶状体前表面粘连),瞳孔缩小、闭锁,使睫状体所分泌的房水无法由后房经瞳孔而到达前房,房水在后房积聚,将虹膜前推,使前房角消失。由于房水没有去路,势必引起眼压升高而发生继发性青光眼。

（2）白内障导致的青光眼

凡是透明的晶状体变混浊统称为白内障。晶状体是一种无血管的组织,营养主要来自房水。当各种原因引起房水成分和晶状体囊膜的通透性改变及代谢紊乱时,晶状体蛋白变性,纤维间出现水隙、空泡,细胞上皮增殖等,形成白内障。有多种类型的白内障可引起青光眼。

1）老年性白内障:晶状体混浊逐渐加重时,皮质吸收水分肿胀,晶状体体积增大,推虹膜向前使前房变浅,若有闭角性青光眼解剖因素,则因晶状体肿胀、前房角变浅而诱发青光眼急性发作。

2）成熟期白内障:由于白内障持续时间过长,一般经过数年,晶状体内水分继续丢失而体积缩小,囊膜皱缩、前房角加深,晶状体纤维分解融化呈乳白色液化,晶状体核下沉,晶状体囊膜发生变性、变薄及自发性破裂,液化的皮质漏至晶状体囊外,引起过敏性眼炎;长期存在于房水中的晶状体皮质堵塞前房角可引起继发性(开角性)青光眼,也称为晶状体溶解性青光眼。

3）过熟期白内障:患者晶状体悬韧带常发生退行性变,引起晶状体脱位或剧烈震动可使晶状体核从破裂囊膜中脱出,落入前房或玻璃体中,也可引起继发性青光眼。

4）其他:白内障术后、外伤使晶状体皮质外溢,都可能造成继发性青光眼。

（3）青光眼睫状体炎综合征

简称青睫综合征,是一种常见的继发性青光眼。指青光眼与睫状体炎两种病症同时发病的一种眼病,病因尚不明确,有人认为可能与过敏因素、病灶感染、自主神经功能紊乱和前房角发育异常有关。近年来认为是由于房水生成增多和房水流畅系数下降所致,发作时房水中前列腺素的含量显著增加,使葡萄膜血管扩张,血-房水屏障的通透性增加,导致房水生成增加;同时由于前列腺素增加,还可抑制交感神经末梢释放去甲肾上腺素或直接拮抗去甲肾上腺素的生物效应,而去甲肾上腺素是调节房水排出的重要介质,小梁网失去正常调节功能而导致房水流畅系数下降和眼压升高。

青睫综合征好发年龄为20~50岁,多见单眼发病,并且是同一眼反复发作,可间隔数月至2年。眼压可高达40~60毫米汞柱,发作时无自觉症状,仅有轻度不适,即使在发作高峰时也没有像急性闭角型青光眼那样头痛、眼痛等明显症状。视力一般正常,如角膜水肿则视物模糊。虽然轻度睫状体炎反复发作,但从不发生虹膜后粘连。角膜后壁有灰白色、细小或大而圆、呈羊脂状沉着物出现。

一般认为本病是良性疾病,但可与原发性开角型青光眼同时并存,或由于反复睫状体炎而伴发前房角小梁网炎症,使其排水功能下降,继而发生眼压升高,可出现青光眼性视神经及视野的损害,最后使视功能损害。所以,反复发作的青睫综合征,除检查眼压外,应尽早检查视野及眼底,以免贻误治疗。

(4)长期滴用、球结膜下注射或全身应用皮质类固醇导致的青光眼

皮质激素引起的高眼压如被忽视而造成永久性的视神经乳头和视野损害,则称为皮质激素性青光眼。这种眼压升高有较强的个体差异,正常人发生率为5%,而青光眼患者的发生率超过90%,说明青光眼对激素非常敏感。眼压升高的程度与滴药浓度、频度及持续用药时间有关。尤其是滴用浓度高、药效强的皮质类固醇眼液,更易使眼压升高。这种眼压升高是可逆的,停药后可恢复正常,约20%可出现青光眼性视野改变,停药后可消失。地塞米松、倍他米松、泼尼松局部应用较易引起眼压升高,而

可的松则较少发生，氟羟氢化泼尼松和甲羟孕酮等不引起眼压升高。局部用药较全身用药引起反应多见。这类人群单眼用药眼压升高明显者，不用药的对侧眼也可有轻度眼压升高。其病因可能是因房水外流阻力增高，或房水产生量增加。其临床表现与开角型青光眼相似，但有自愈倾向。因此，长期应用皮质类固醇的患者应监测眼压变化。

（5）眼内肿瘤导致的青光眼

眼球内有肿瘤时，眼内容物的量增加，或压迫、阻塞前房角而引起青光眼。但是眼压升高的程度和青光眼发病的早晚，并不一定与肿瘤的大小及增长的速度一致，而是与肿瘤的部位有密切关系。如果肿瘤生长在前房角附近，可以直接长入前房角，或肿瘤反复出血、机化而破坏了前房角结构，可在早期就出现青光眼症状；如果肿瘤生长在眼球赤道部附近，容易压迫涡状静脉，影响脉络膜血液的回流，因此比位于后极部的肿瘤如视网膜母细胞瘤等更容易引起青光眼。有时肿物虽然很大，但伴有继发性视网膜脱离，眼压反而可正常或较低，因而不并发青光眼。治疗时应针对肿瘤的不同性质选择不同的处理方式。

（6）新生血管性青光眼

新生血管性青光眼是指虹膜和小梁网表面有新生的纤维血管膜，使虹膜和小梁与角膜后壁粘连所造成的青光眼。虹膜表面有新生血管，也称虹膜红变，是诊断本病的主要依据。因虹膜新生血管丛容易破裂，反复发生前房出血，故又名出血性青光眼。虹膜红变使虹膜组织模糊不清，呈暗红色；瞳孔开大，对光反应消失，由于血管膜收缩而使瞳孔缘色素上皮外翻。

新生血管性青光眼是一种继发于视网膜静脉阻塞、糖尿病性视网膜病变等疾病之后顽固难治的青光眼。视网膜血管病如视网膜中央动、静脉阻塞都可以继发青光眼，特别是后一种。完全性视网膜中央静脉阻塞在发病后3个月内约有20%发生继发性青光眼，而单纯性青光眼又常容易发生视网膜中央静脉阻塞。当血栓形成后，可在虹膜上形成血管膜，血管膜逐渐伸向前房角,导致前房角阻塞,使眼压升高。由糖尿病引起者常发生于有增殖性视网膜病变及反复出血者。由于视网膜缺氧而产生血管形成因子,引起虹膜表面和小梁网的纤维血管膜增殖。初期它们覆盖敞开的前房角,后期纤维血管膜收缩形成前房角周边前粘连,均可导致顽固的眼压升高。本病极顽固,患者异常疼痛,常导致失明。

(7) 手术与外伤导致的青光眼

眼部手术或外伤时会导致前房出血,当出血量超过前房1/2时,易引起继发性青光眼。并发症为角膜血染和视神经损害,其发生与眼压升高有关;如果既往角膜内皮已有损害,眼压正常也可发生角膜血染。无并发症的前房出血可采用非手术治疗,一般所有减少再出血或促进血液吸收的药物治疗效果不肯定。减少房水生成药物和高渗剂可预防角膜血染和视神经损害。如药物治疗不能控制眼压,可手术冲洗前房出血或取出血块。另外,玻璃体积血后发生溶血,其结果产生各种不同的变性产物,如血影细胞、红细胞碎屑及血红蛋白、巨噬细胞等,均可沉积在小梁网,阻碍房水通过,导致眼压升高,分别称之为溶血性青光眼和血影细胞性青光眼。其治疗与单纯性青光眼相同,但也可将红细胞碎屑冲出,使眼压下降。血影细胞性青光眼为一过性,可持续数周,很少引起小梁永久性损害,如不能控制眼压则彻底冲洗前房,必要时可重复做,很少需做玻璃体切割术。

眼球遭受外伤如拳头、木块、足球等钝挫伤后,虽然没有发现眼球表面有伤口,但短期内仍发生的急性眼压升高,常和大量前房出血、小梁网直接损伤或睫状体损伤有关。这是由于前房出血时红细胞堆积在小梁网上,或同时伴有血凝块阻滞瞳孔,以及小梁网损伤后炎性水肿,使房水排出受阻所致;或由于外伤后睫状体水肿使房水分泌过多,使眼压升高,导致继发性青光眼。前房角后退引起的继发青光眼伤后早期发生者,多在伤后数周内发病,由于小梁受损,使房水流出受阻,但因伤后同时伴有房水分泌减少,所以眼压可暂时不升高;当房水分泌正常后眼压即升高,常可持续数月至数年，一般在1年内外流管道修复后，眼压亦恢复正常。另有外伤后迟发性的眼压升高可在伤后数月、数年或更晚年发生，这是由于外伤后角膜内皮细胞形成玻璃样膜覆盖了前房角或继发了虹膜周边前粘连所致。这种晚期青光眼是顽固的，因此临床上若遇到不明原因的高眼压患者，应详细询问有无外伤史，并用房角镜对比前房角有无狭窄或后退，以排出外伤因素所致的继发性青光眼。

（8）甲状腺功能亢进症（甲亢）导致的青光眼

甲亢患者往往有眼球突出，有时在甲亢症状控制后，眼球突出反而更明显。长期突出的眼球可使眶压增高，压迫上巩膜静脉，使上巩膜静脉压升高，房水排出因而受阻而导致眼压升高。此时，前房角正常，但施莱姆管内可有血液，常伴有球结膜水肿和血管迂曲扩张、眼球突出以及视神经乳头水肿，卧位时眼压明显升高。另外上腔静脉阻塞、纵隔肿物、颈动脉海绵窦瘘、球后占位性病变和恶性突眼症等均可使上巩膜静脉压升高，引起继发性青光眼。因此甲亢突眼患者最好行常规眼压测定，以免贻误病情。

五、青光眼的治疗

◆ 青光眼能治愈吗？

◆ 不同类型的青光眼治疗方法一样吗？

◆ 青光眼患者日常生活要注意什么？

◆ 青光眼患者如何配合医师治疗？

◆ 青光眼的治疗药物有哪些？

◆ 怎样预防青光眼？

◆ 青光眼手术主要有哪几类？

◆ 青光眼患者手术后眼压在正常范围内还需治疗吗？

1. 青光眼能治愈吗?

得了青光眼是否能治愈,是患者最关心的问题。青光眼的治愈,是以有效控制病情不再发展为治疗目的。一般说来,青光眼的病情只能被控制,不能被治愈。如果患者初次就诊时视功能已经受到明显损害,即使眼压得到良好控制,也不可能再恢复视神经功能。青光眼一旦确诊,就需要经常的、终生的护理,不停地观察和治疗能控制眼压,从而保护视神经,防止视功能继续损害。目前眼药水、口服药物、激光手术和显微手术在长期控制眼压方面是相当有效的(图4-2)。许多人认为通过药物或手术将高眼压控制在安全范围内,青光眼就算是治愈了。事实上,即使在药物或手术治疗已成功地控制了眼压后,青光眼仅仅是得到了控制,它仍未得到治愈,仍需定期到医院请有经验的眼科医师进行常规检查。因此,通过早期发现,及时进行合理的治疗,如果能将眼压控制在理想范围,绝大多数患者都可以在有生之年保持良好的视功能。

得了青光眼后应采取积极的态度,仍可以继续享受生活,要学会与青光眼共存。首先要规律用药,注意眼睛的异常变化。其次要配合眼科医师处理自己青光眼方面的问题。要适应经常进行眼睛的检查、每日用药和可能需要进行眼部手术。但青光眼还要面对另一个重要方面,即患了

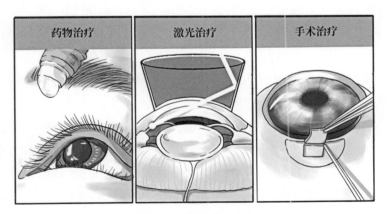

图4-2 青光眼的治疗

慢性疾病的情绪和心理方面的问题。一些人对青光眼所知甚少，错误地认为一定会导致失明。其实只要能控制病情，我们仍能继续大多数日常生活及长期的计划。适应青光眼的过程中，我们还要教导自己的朋友和亲属一些青光眼的知识，让他们了解青光眼发生、发展与治疗过程中，帮助我们处理治疗过程中的身体和情绪问题。作为青光眼患者，应学会与他人交流，特别是在患病开始时与他人交谈将有所帮助。有时当你与信任的人或其他青光眼患者交谈后，忧虑会有所减轻。不要让青光眼限制你的生活。在被诊断青光眼之后，你仍可以继续正在进行的工作，做出新的计划，开始新的生活。同时你完全可以相信，医疗机构会有更好的治疗青光眼的方法。

2. 不同类型的青光眼治疗方法一样吗?

不同类型青光眼的治疗目的是不同的。原发性闭角型青光眼是由于瞳孔阻滞因素即瞳孔缘与晶状体粘连后阻止房水从后房进入前房，或其他非瞳孔阻滞因素引起前房角关闭，导致眼压升高的一组疾病，主要有急性与慢性两种类型。两者在临床表现上颇有不同，但其主要的共同原因都是前房角关闭，眼压升高。故其治疗目的主要有以下几点：① 解除瞳孔阻滞及其他导致前房角关闭的因素如晶状体膨隆、虹膜膨隆、虹膜高褶等，预防发作性或持续性的眼压升高；② 重新开放前房角；③ 降低眼压，预防视神经的进一步损害。

闭角型青光眼和婴幼儿型青光眼，一旦诊断明确则应立即开始治疗。开角型青光眼的视神经损害呈进行性发展或出现病理性凹陷和（或）典型的视野缺损时，也应立即治疗。另外，对于早期开角型青光眼伴有各种危险因素时也应及时进行治疗。这些危险因素包括青光眼家族史、高度近视史、糖尿病、高血压、动脉硬化、卒中病史、高脂血症、周围血管病等。对于有瞳孔阻滞的闭角型青光眼和婴幼儿型青光眼应以手术治疗为主，药物治疗为辅。而原发性开角型青光眼常首选药物治疗，只有在药物治疗失效或不能耐受时，才施行激光或手术治疗。但近来也有学者主张早期病例亦行激光或手术治疗，具体方案要视患者的具体情况而定。对于继发性青光眼的治疗则大体与原发性青光眼治疗相似，主要采取病因治疗。

　　眼压控制到多少才算安全？一般来说，视神经损害和视野缺损越严重，为避免视功能进一步丢失，应将眼压降得越低越好。当视神经乳头和视野已严重受损，尤其是注视区受到威胁时，需用强有力的治疗方法使眼压降得很低。那么，是不是眼压降到20毫米汞柱以下就算正常了呢？并非如此，因为每个人的视神经对眼压的耐受不同，每个人的安全眼压也是不同的。换句话说，某人眼压达30毫米汞柱尚未发生视神经损害和视野缺损，而有人眼压只有15毫米汞柱却已发生视神经损害和视野缺损。如果所制定的眼压水平正确，而且眼压可以降至理想或可接受的水平，则将可能避免青光眼性损害进展。因此要对每一患者制定理想的、可接受的及边缘的眼压水平，而不是一个固定的眼压数值。就大多数患者而言，眼压尽可能控制在15毫米汞柱以下，以保证视神经和视野不受损害。晚期青光眼患者甚至要控制眼压在12毫米汞柱以下。

3. 青光眼患者日常生活要注意什么？

　　得了青光眼要做到以下几点：① 生活起居要有规律，早起早睡，保持睡眠充足，并进行适当的体育锻炼。一天的生活起居、工作学习、文体活动等都要适当安排，养成规律，持之以恒，保持身心愉快。② 饮食要合理安排，进食要定时，时间不能间隔过长。过度饥饿，胃肠的部分血液集中到头部，可使眼内血容量增加，促使房水分泌增多而使眼压升高。在饮食中，必须避免暴饮暴食，少食辛辣厚味食物。不吸烟，不喝酒，咖啡与浓茶也不宜饮。茶水、牛奶与汤的摄入量要有限制，每天1 000～1 500毫升（5～6玻璃杯）。一次量不得超过400毫升。酒中只有啤酒可降眼压，但也不宜过量。月经期不宜吃生冷的食物，也不宜食螃蟹、田螺等寒凉性食物，以防行经不畅，发生痛经，影响眼压，使眼压上升。③注意用眼卫生，不要过分疲劳，看书时光线必须充足。看近物久了，过分疲劳，会使晶状体调节紧张，由于睫状肌的收缩和晶状体的前面凸出，会使眼压升高。加上光线暗，必然瞳孔散大，这样更加促使眼压增高。所以特别在暗处不能久留，不宜戴暗色眼镜；看电影，光线太暗也不利于青光眼患者。

还要注意用眼过度、精神紧张都会诱发青光眼。长时间阅读时，由于调节过度，睫状体过分疲劳、紧张，使睫状体将虹膜根部向前推移而致前房角阻塞，同时由于低头俯卧时，晶状体位置前移，压迫虹膜背面，加重瞳孔阻滞。另外在暗室停留时间过长（如看电影、看电视、冲洗或放大照片），局部或全身应用抗胆碱药物如全身或眼部点用阿托品，导致瞳孔扩大，于是虹膜根部拥挤于前房角，可使前房角暂时关闭。

除了精神因素可使眼压升高外，气候变化也可诱发青光眼，所以青光眼还被称为"典型的气象病"。这些患者常发病于气候突然变化的季节，或季节转换期间、寒流经过时等。冬季急性青光眼发病率特别高，可能与冬季光线较少而使瞳孔开大有关。还可能是由于大气压突然改变对机体来说是一个紧张因素，气候突然变化使机体内环境的稳定性失去平衡，瞳孔散大所致。所以青光眼患者在了解这一诱因后，应在季节转换的时候注意保暖、控制情绪，做到防患于未然。

上述的情绪、气候及疲劳等可以是单一因素，也可以是一些综合因素作用的结果，它可使有危险因素的老年人的房水排出阻力增大而引起眼压升高。因此，青光眼患者首先应了解这些诱因，从而更好地避免其引起青光眼发作。

青光眼患者看电视要注意哪些问题？有人以为看电视时把房间里的灯全部关掉，这样黑白分明，图像可以更加清楚。其实不然，如果把电视机的亮度和对比度调得很强或把房间弄得一片漆黑，这样小而亮的荧光屏和四周黑暗环境形成了强烈对比，长时间观看，眼睛很不舒服，容易疲劳。更严重的是在暗环境下瞳孔散大,容易诱发闭角型青光眼的急性发作。所以,青光眼患者晚上看电视最好在房间内保留一盏低度数的电灯,使环境中有微弱光线。电视图像要适当调节亮度和对比度,这样效果好,眼睛也不疲劳。另外应注意以下几点:① 电视机安放的高度要适当,一般来说,荧光屏中心和视线水平差不多就可以了;② 观看距离要适中,太近会在显像管上看到一条条扫描线或杂乱闪动的光点,不仅图像看不清,眼睛还特别累,且由于距离太近,眼部的调节和辐辏作用明显增强,眼睛特别易疲劳;③ 看电视不要凝视数小时不休息,应在更换节目时闭眼休息一下,或把视线移向别处,使眼睛得到放松、休息。

4. 青光眼患者如何配合医师治疗?

　　青光眼的治疗是长期过程,一旦患上青光眼,一辈子都得和眼科医师做朋友,配合医师治疗是治疗青光眼成功的关键。首先弄清你用的每种药的名字及剂量,并建议在上面做一小标记说明;询问你的眼科医师滴眼液最好的方法和用药的最合适时间。将你所用的每一种药物作一记录,包括药名、剂量大小和每天用药次数。这种记录可帮助你记住用药的时间和规律性,找出可能的副作用。这些资料将解释常规用药中的一些疑点。其次有规律地应用药物,让用药成为你日常生活的一部分,或许在起床时,或许在就餐时,或者是入睡前。如果你忘了滴眼药,一旦想起就马上滴药,而不要等到下次用药的时间再用。在你眼压已得到控制,或你日常生活规律改变,例如你有公事或正在度假,特别容易忘记用药时,应多准备一份药,以防你万一将药水或药丸放错地方。如果用药后眼睛或身体其他部位有一些不适,也不必过分担心,可向医师咨询,切不可自行减药或停药。再者应注意自己眼睛的感觉和外观,任何异常变化都应向眼科医师报告。眼睛的变化并不总意味着坏事,但需要让医师知道发生的任何异常变化,如过度刺激感、流泪、视物模糊或眼痒、眼角有分泌物、暂时的雾视、持续头痛、闪光感或视野内的暗影、虹视出现的时间和持续时间。这些症状可能表示药物治疗效果欠佳，或者有轻微的眼部感染，或需要更换一种较舒适的药物。出现上述任何症状后都应找医师及时进行常规检查。在看病之前，记录有关眼睛、视力或以前用药的有关问题，在看病时要将医师对以上问题的答案记录下来，这样你就免去了日后再向医师请教。让接触你的医师了解你患了青光眼以及你正在应用的药物，因为一些身体其他问题用药有可能影响眼睛，如治疗高血压或皮肤问题的药物有可能影响青光眼。在你开始应用任何药物之前，应向眼科医师确认及询问是否所用药物会影响青光眼治疗。在应用任何含皮质类固醇的药物时应特别小心。

综上所述，应切记：① 有规律地遵医嘱应用药物；② 知道你所用的是什么药，怎样更好地应用它；③ 坚持有计划及时常规检查；④ 你的眼睛或视力有任何变化应及时通知你的眼科医师；⑤ 告诉主诊医师是否患了青光眼及正在应用的药物。

5. 青光眼的治疗药物有哪些？

青光眼的特征是眼压上升，同时伴有视神经乳头的典型青光眼凹陷及进行性视野缺损。虽然眼压上升不能作为青光眼的唯一诊断标准，但眼压上升是各类青光眼的危险因素，所以青光眼的治疗目标首先是降低眼压，在一般情况下药物治疗是降低眼压的首选方法。虽然表面看来药物治疗较激光或手术简单，但是如果不能很好地掌握用药原则，反而会造成医源性不良后果，因此应重视药物治疗的最基本原则，即以最少的药物种类、最低的药物浓度、最少的点药次数、最轻的副作用，达到眼压控制在理想的水平，视功能不发生进行性损害为原则。

（1）缩瞳剂

1%～2%的毛果芸香碱(匹罗卡品)滴眼液。先兆期小发作时，每半小时滴眼1次，2～3次后一般即可达到缩小瞳孔、开放前房角、降低眼压的目的。急性大发作时，每隔5分钟滴眼1次，共滴4次，然后每隔30分钟滴1次，共4次，以后改为每小时1次，瞳孔括约肌未受损害者可达缩瞳目的。每次滴药时应压迫泪囊部数分钟，以免药液流入鼻腔后通过鼻黏膜吸收而引起全身中毒症状。缩瞳剂过量用药可出现头痛、眶上神经痛、出汗、流泪、恶心、呕吐、腹泻、支气管痉挛、肺水肿、尿潴留、心率减慢，严重者可出现呼吸中枢抑制等毒蕈碱样作用。原因为局部频繁滴药，药液经结膜囊血管或泪小管，通过鼻咽黏膜吸收引起。若出现的中毒症状轻，停药后即可恢复正常。若症状重时则需用阿托品来对抗。因此，应采取正确的点眼方法，点眼后必须压迫泪囊3～5分钟，防止全身吸收。若急性闭角型青光眼点药后瞳孔已缩小，眼压已下降而出现恶心、呕吐时，应考虑到药物中毒的可能性。

（2）碳酸酐酶抑制剂

碳酸酐酶抑制剂可减少房水生成以达到降低眼压目的，常用醋氮酰胺、醋甲唑胺片口服，每天2～3次，每次1片，首次剂量加倍。长期使用可引致口唇、面部及指、趾麻木，全身不适，肾绞痛，血尿等副作用，因而不宜长期服用。

（3）β受体阻滞剂

β受体阻滞剂主要功能是抑制房水生成，进而降低眼压。常用0.25%～0.5%马来酸噻吗洛尔滴眼液或盐酸倍他洛尔滴眼液或卡替洛尔滴眼液，每天滴药2次。该类药多不影响瞳孔大小和眼调节功能，但降眼压效果有限，长期应用后效果减弱。噻吗洛尔滴眼液忌用于支气管哮喘、房室传导阻滞、窦房结功能不全者，而倍他洛尔滴眼液可用于有支气管痉挛史的患者。

（4）前列腺素制剂

前列腺素制剂主要是增加房水排出，常用有0.005%拉坦前列素、曲沃前列素、比马前列素等。该类药的主要副作用为用药后局部短暂性烧灼感、刺痛、痒和结膜充血，长期用药可使虹膜色素增加、睫毛变长、变粗等。该类药与毛果芸香碱类拮抗，两者不应联合用药。

（5）肾上腺素能受体激动剂

肾上腺素能激动剂主要作用是促进房水排出，常用的有0.2%酒石酸溴莫尼定滴眼液，不引起瞳孔扩大，对心、肺功能亦无明显影响。

（6）高渗脱水剂

高渗脱水剂主要是通过减少眼内容量而降低眼压，常用50%甘油和20%甘露醇。前者供口服，2～3毫升/千克体重；后者静脉快速滴注，1～1.5克/千克体重。个别患者可有头痛、恶心等副作用，多由颅内压降低所致。

（7）镇静剂

对眼痛剧烈、烦躁不安者，可应用适量镇静剂，常用苯巴比妥钠0.1克肌注，或用苯巴比妥0.03～0.06克口服，禁忌使用地西泮，因地西泮可使眼压升高。

6. 怎样预防青光眼？

只有了解青光眼，才能更好地预防青光眼。预防青光眼可从以下几方面着手：

1）了解自己是否具有发生青光眼的危险因素，这些因素包括解剖、性别、年龄、遗传与屈光等多方面，我们在前面已详细叙述。如妇女月经期的眼压比平时低，这是因为性激素分泌与眼压有关；月经期与妊娠期因血中雌激素和孕激素含量增高，可使眼压下降。而当闭经及绝经期，则眼压往往偏高，常可由精神上不良刺激等因素诱发眼压升高而导致青光眼，所以为了预防青光眼的发生，这些有发病倾向的人群必须排除一切可以增高眼压的有害因素。

2）避免精神上的过分紧张不安的情绪。情绪波动是青光眼最主要的诱发因素，多数情况下的急、慢性发病，与过分忧虑、抑郁、惊恐、暴怒等不稳定因素有关，所以必须要在情绪上自我调节，要保持心情安定，乐观豁达、胸怀宽阔，万一遇到不愉快的事，也要想得开，精神保持稳定。

3）有些药物如阿托品一类的滴眼液,会使眼压升高。阿托品、颠茄等内服药可以止痛,服用后也能散大瞳孔,诱发眼压升高。这些药物有青光眼的不能用,有危险因素的也不能自己随便用,必须在医师指导下应用。

总之,预防青光眼要从多方面着眼,对有青光眼危险因素的人,更有必要定期做眼部检查,配合医疗,加强预防,一旦发现,务必积极治疗。

无论是闭角型或开角型青光眼都与遗传有关。闭角型青光眼为多基因遗传病,患者的兄弟姐妹中有32%的前房角是窄角,其中有6%发生青光眼。有家族史的青光眼患病率高于无家族史的6倍。开角型青光眼亦属多基因遗传病,基因遗传发病占整个发病人数的13%～47%,青光眼亲属的发病率为3.5%～16%。美国亚利桑那大学研究员最新研究发现,青光眼患病根源与变异蛋白和变异基因有关。这种被称为“米欧西林”的蛋白被发现存在于与液体流出有关的眼睛部分,它是保持眼球内压力的关键。研究表明“米欧西林”蛋白似乎控制了眼睛细胞结合的紧密程度,而细胞的结合就像门一样,控制着液体在眼球内的渗透,青光眼患者的眼睛细胞结合过于紧密。此外,遗传性青光眼患者的“米欧西林”蛋白形态上有缺陷。因此,如果父母或祖辈中有患青光眼者,应提高警惕,早期检查。

我们可能听说某人在极度兴奋或过度悲伤后双目失明,这种情况多数是由青光眼所致。其实青光眼发病与精神因素有很大关系,这些人多在性格方面有一定的缺陷,如有些人性格内向,平时默默寡言,抑郁多疑,遇到不顺心的事就闷在肚里;另有些人性格急躁,容易激惹,遇到不如意的事就大发雷霆;还有些人过于苛求自己,凡事要求尽善尽美,无论是工作、生活都希望完美无缺,对周围的事物不能容忍。当他们精神上受到异常刺激,精神疲劳,情绪剧烈波动时,就会发生急性青光眼。青光眼发生的原因是因为外界刺激及精神因素改变了机体内环境稳定性的平衡,使大脑中枢神经专门调节眼压的中枢,即大脑血管神经调节中枢发生故障,特别是脉络膜组织充血、睫状体水肿;眼内充血、水肿严重时将虹膜根部推向前房,使前房角狭窄,对具有青光眼危险因素的人来说,就会促使眼压急剧升高而发生急性青光眼。因此,青光眼患者首先应了解情绪不良易引起青光眼发作,其次应学会尽量控制自己的情绪,尽量避免或减少青光眼发作。

7. 青光眼手术主要有哪几类?

青光眼手术主要有以下几类:① 解除瞳孔阻滞的手术,如虹膜切除术、激光虹膜周边切除术;② 解除小梁网阻塞的手术,如前房角切开术、小梁切开术、氩激光小梁成形术;③ 滤过性手术,如小梁切除术、非穿透性小梁切除术、巩膜灼滤术、激光巩膜造瘘术、房水引流装置植入术;④ 解除房水错向流动手术,如YAG激光切开玻璃体前界面、平坦部切开抽吸玻璃体腔积液;⑤ 房水内引流手术,如睫状体分离术、虹膜睫状体退缩术;⑥ 减少房水生成手术,如睫状体冷凝术、睫状体透热术、激光睫状体光凝术。

激光虹膜周边切除术的目的是使房水直接从后房流入前房,解除因瞳孔阻滞造成的虹膜膨隆和前房角阻滞,使前房角增宽,加速房水外流。其适应证如下:急性闭角型青光眼的临床前期、前驱期及间歇期,此时一眼已急性闭角型青光眼发作,另一眼无症状或仅有虹视、雾视出现,这时最适于行虹膜周边切除术。有研究统计,这种所谓正常眼在5年内有50%～70%发生急性闭角型青光眼。所以,对虽未发生青光眼的"健眼",应行虹膜周边切除术,以预防青光眼的急性发作。

对于某些特殊类型青光眼(如新生血管性青光眼)或绝对期青光眼,如不可能做常规外引流手术而降低眼压又势在必行,以求保存患者残余视力或解除患者疼痛时,可采用睫状体破坏手术减少房水生成。睫状体冷凝或睫状体透热都可达到破坏睫状体的效果,但若冷凝或透热的温度、时间和范围掌握不好,术后眼压可能控制不满意或导致眼球萎缩。近年有人采用激光和超声来破坏睫状体,其中以激光睫状体光凝术应用较为成熟，目前美国不少眼科中心都开展了这种手术，并用之取代了睫状体冷凝术和睫状体透热术。采用YAG激光或二极管激光，均可对睫状体作定量光凝。YAG激光穿透巩膜的能力较强，而二极管激光则具有高效睫状体吸收的特性。临床观察，两种激光降低眼压和维持视功能的效果均较满意。睫状体光凝术与睫状体冷凝术或睫状体透热术相比，前者具有速度快，能量容易控制，患者术后疼痛轻，手术相对安全，较少引起视力下降和眼球萎缩的优点。因此，对一些尚有一定视力的难治性青光眼也可以采用睫状体光凝术。

青光眼滤过性手术的并发症相对较多且较难处理，术后最常见的并发症是超滤过。超滤过可引起眼压过低、浅前房、脉络膜渗漏、低眼压、黄斑病变、视神经乳头水肿、散光、视力波动、渗出性视网膜脱离、白内障等。虽然术后浅前房在数日内多会自行恢复，但是浅前房并非属于良性过程，其可能导致角膜内皮细胞损害、白内障发生发展或加重、周边前粘连等不良后果。因此，术后浅前房的防治直接关系到术眼结构和功能的恢复。这种以术后低眼压、眼底后极部视网膜脉络膜皱褶为特征的术后并发症，是滤过性手术后术眼视力下降的主要原因之一。

眼内激光显微内镜系统的研制和发展，与治疗性激光相结合，开拓了青光眼治疗的新领域。目前已投入临床使用的如德国Schwind公司生产的Endognost激光显微内镜系统，能够通过特殊的导光纤维（在一根极细的探头中装配有微型摄像机、导光纤维、激光发射传送纤维等）将眼内图像直接传输到荧光屏上，可在有晶状体眼或无晶状体眼内直视下进行睫状体光凝等手术，被称为眼科医师的"第三只眼睛"。通过内镜进行抗青光眼手术治疗，是青光眼治疗领域新的发展趋势。常规外路小梁切除和小梁切开术治疗先天性青光眼具有一定难度，特别是在眼球明显扩大、角膜出现混浊时，借助内镜从内路行前房角切开，则解决了这一问题。在内镜下由内路行抗青光眼滤过术具有创伤小、可重复、不受角膜混浊的影响等优点，是今后值得探索的新技术。通过内镜准确定位、定量行睫状体光凝治疗难治性青光眼，可有效降低眼压又不会因过度光凝而导致眼球萎缩，是难治性青光眼又一新的治疗手段。

8. 青光眼患者手术后眼压在正常范围内还需治疗吗？

我们在临床上常看到有些青光眼患者手术后眼压控制在正常范围内，他们就认为青光眼已被治愈，并自行停止一切治疗。其实，这种做法是欠妥的。青光眼手术后眼压在正常范围内，这标志着手术是成功的。但手术成功并不表示视功能就不再继续下降。特别是一些老年患者，其视神经乳头灌注压常低于青年人，视神经乳头本身就存在灌注不足情况。因此，对于此类术后患者我们应尽量抓紧在早期使用保护视功能的药物。这是因为早期视功能丧失的病理改变并未达到完全不可逆程度。通过多种药物的联合应用，能使处于低能缺氧、冬眠状态下的细胞纠正其代谢过程，从而增加正常的神经细胞活力，可收到相关效果。若一些青光眼晚期病例视神经已萎缩，则应用这些药物将收效甚微。临床上我们常用的保护视功能的药物有以下几类：① 维生素类，如维生素 B_1、维生素 B_{12}、维生素 C、维生素 E 等；② 血管扩张药物，如地巴唑、复方丹参、复方路丁等；③ 能量合剂，如 ATP 酶、辅酶 A、肌苷等。

各种青光眼手术都可因为种种危险因素影响手术效果。如滤过性小梁切除术，手术的目的是在前房和球结膜下之间形成新的房水眼外引流通道，手术成功的标志是在球结膜下形成一个功能性的滤过泡。而能长期有效滤过房水的滤过泡能否形成，与以下诸种因素有关：① 年龄，年龄与手术成功率有密切关系，50 岁以上老龄组成功率明显高于年轻组。年龄越小，成功率越低可能是由于年轻人筋膜囊较厚，手术的炎症反应较重，伤口的胶原纤维瘢痕化更旺盛、更快，使滤过泡不易形成。② 青光眼类型，一些难治性青光眼，如新生血管性青光眼、继发性青光眼、无晶体青光眼等，手术成功率较低。③ 眼部情况，眼压长期顽固不降、结膜或葡萄膜有慢性炎症、眼前房角新生血管及眼球手术史、外伤史等都影响手术成功率。④ 手术时机,闭角型青光眼急性发作,眼压居高不降时匆忙手术,可能会导致眼内大出血等严重并发症。另外,某些患者恐惧手术,多年来应用抗青光眼药水,再接受手术时,容易产生滤过口瘢痕粘连,影响手术效果。⑤ 手术适应证,术式选择错误必然导致手术失败。如对前房角大部分粘连的闭角型青光眼,只做虹膜周边切除术,术后眼压仍会失控不降。⑥ 术后并发症处理不当,如前房角不形成、伤口渗漏、炎症反应重等,若不及时发现治疗,也会影响预期效果。因此,要提高手术成功率必须了解并处理好这些问题。

第五章
玻璃体疾病

一、玻璃体混浊的诊断和治疗

- ◆ 什么是眼球玻璃体？
- ◆ 玻璃体混浊有哪些临床表现？
- ◆ 发生玻璃体混浊的原因有哪些？
- ◆ 发生玻璃体混浊后是否要就医？
- ◆ 玻璃体混浊有哪些治疗方法？

1. 什么是眼球玻璃体？

玻璃体充满在晶状体后的空腔内，是眼屈光间质之一。玻璃体为透明且具有一定弹性的胶体，其内没有血管和神经，主要成分是由胶原纤维构成的网状架，其中充填着吸附分子的酸性黏多糖，它可使玻璃体凝胶性能稳定，保证玻璃体及其周围的视网膜在眼球转动或受震动时得到缓冲，且视野中清晰无瑕，保证了视力的敏锐度。玻璃体表层致密，形成玻璃样膜。

玻璃体前面有一凹面称玻璃体凹，晶状体后部坐落其内，其他部分与视网膜和睫状体相贴，其间以视盘周围和锯齿缘前2毫米处结合最紧密（图5-1）。在玻璃体中央可见密度较低的狭长漏斗状管，称玻璃体管，在胚胎时有玻璃体动脉通过。

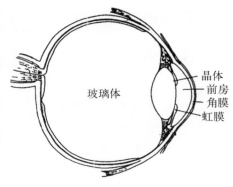

　　玻璃体的生理特点：①玻璃体透明，无血管、无神经，具有屈光作用。其营养来自脉络膜和房水，本身代谢极低，无再生能力，脱失后留下的空隙由房水填充。当玻璃体周围组织发生病变时，玻璃体代谢也受到影响而发生液化、变性和混浊。②玻璃体充满眼球后4/5的玻璃体腔内，起着支撑视网膜和维持眼压的作用。如果玻璃体脱失、液化、变性或形成机化条带，不但影响其透明度，而且易导致视网膜脱离。

图5-1　眼球矢状剖面

2. 玻璃体混浊有哪些临床表现？

　　玻璃体混浊的患者常感到眼前有黑影飘动，呈点状、条状、灰尘状（图5-2），如蚊飞蝇舞，形态各异，数量不等，多随眼球转动而飘动，在明亮苍白的背景下最为明显，黑影可以并非一直存在，可以消失一段时间又重新出现。

　　玻璃体发生混浊时，这些黑影对视力的影响因混浊部位和程度而异。轻度浑浊不影响视力，用检眼镜也不能发现较显著的混浊，甚至有些患者本身无任何感觉，可经过眼科B超检查发现。常见于高度近视、老年性生理性玻璃体混浊；当患者感到眼前粗大而量多的黑影，视力有不同程度的减退时，则检查眼底可发现细如灰尘或条絮、索块状的东西，它们飘浮不定，严重者不能窥见眼底，甚至眼底无红光反射，常见于葡萄膜炎及玻璃体积血等，提示有较为严重的眼病。

　　有时黑影飘动后尚伴闪光现象，即犹如闪电白光闪过，在较暗的环境

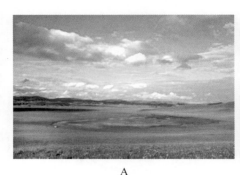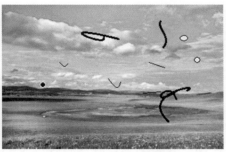

A

B

图5-2　正常视野(A)与玻璃体混浊视野(B)的比较

及眼球转动时较为明显。实际上外界环境并没有变化,这往往是由于变性塌陷的玻璃体纤维或玻璃体条索刺激或牵拉视网膜所致。这种情况下一定需要到医院认真检查,及早诊治,以降低发生视网膜脱离的可能性。

3. 发生玻璃体混浊的原因有哪些?

正常玻璃体为一透明的凝胶体。在正常情况下,玻璃体内细胞很少,无血管,新陈代谢缓慢,具有高度的透明性。玻璃体混浊按病因主要分为生理性玻璃体混浊和病理性玻璃体混浊。

生理性玻璃体混浊:正常人注视白色物体或蓝色的天空时,也可发现眼前有飘动的小点状或细丝浮游物,有时闭眼亦可看到,但客观检查却不能发现任何玻璃体的病变,此种现象称为生理性玻璃体混浊,也称生理性飞蚊症。一般认为这是由于玻璃体皮质的细胞或行走于视网膜血管内的血细胞在视网膜上投影所致,无需特别治疗。而当玻璃体随年龄的增加发生变性时,也表现为玻璃体混浊,即玻璃体发生凝缩和液化,是黏多糖解聚的结果,称为生理性老年性玻璃体混浊。以上两种情况都需要到医院眼科进行相应检查确定,后者亦需定期随访。

还有一些玻璃体混浊是由于病理性原因所致,它可以是许多内眼病变的并发症或发展结果。最常见的有: ① 葡萄膜炎,炎性渗出物和炎性细胞进入玻璃体形成灰白色尘埃状、絮状或团块状混浊；② 出血，因视网膜静脉炎、静脉阻塞、糖尿病、高血压、外伤或手术引起的出血进入玻璃体，在血液进入及吸收过程中形成红色、黄色、灰白色的片状或团状混浊；③ 色素，外伤、葡萄膜炎等致色素颗粒进入玻璃体；④ 寄生虫及其代谢产物，眼内肿瘤或全身其他部位肿瘤眼部转移，引起混浊；⑤ 眼外伤玻璃体内异物存留；⑥ 眼外伤、出血、糖尿病等引起玻璃体内纤维组织增生；⑦ 玻璃体变性，多见于老年人及高度近视者，玻璃体透明质酸解聚液化，糖尿病及高胆固醇血症者玻璃体内可有胆固醇结晶体沉着。这种情况需要积极干预，鉴别病因，予以相应适当的治疗。

4. 发生玻璃体混浊后是否要就医？

大多数情况下玻璃体混浊是不会引起视力下降的，甚至是无需治疗的。这些情况包括先天性生理性飞蚊症、老年性生理性飞蚊症。但是在有些情况下，出现玻璃体混浊是一些致盲疾病非常重要的预警信号。如能及时治疗，可以避免病情发展，挽救视力。如视网膜脱离，一般需要手术治疗，甚至手术都不能挽救视力，但是如果在刚刚出现玻璃体混浊时就进行仔细检查，有时可以发现干孔，只要进行激光治疗，就可避免形成网脱，从而免去手术之苦，也大大降低由于视网膜脱离所导致失明的可能。需要注意的是，如果出现玻璃体混浊前有明显外伤史，眼前飘浮的黑影较多，产生较快、较突然，同时伴有闪光感、视力下降，这往往是此类疾病的表现，需要及时就医。最后，需要指出的是，我们现在讨论的眼前黑影都是指那些在眼前飘动的黑影，如果你眼前的黑影是固定不动的，那么请立即到医院检查，这往往不再是玻璃体的问题，而是眼底疾病了。

如果发现视网膜裂孔、葡萄膜炎等眼病应及时治疗，如果幸运地排除眼部其他疾病后，建议至少3个月到半年1次定期散瞳查眼底。虽经检查排除眼底病变后，如果随后又出现黑影突然增多、眼前闪电样劈裂感、黑影位置突然大范围变动,则建议尽早再次眼科门诊就诊检查。

5. 玻璃体混浊有哪些治疗方法?

　　轻度玻璃体混浊不影响视物者经过详细检查排除视网膜裂孔等眼疾后可以不予治疗。

　　中度玻璃体混浊者可以适当运用药物来减轻症状。如局部点用氨肽碘滴眼液,每天3次,每次1滴,连续使用2周至1个月;或肌内注射普罗碘铵,每天1次,每次0.4克(1支),连续10天,或者口服卵磷脂络合碘片,每天3次,每次1.5~3毫克(1~2片),连续1~3个月,有疗效者可以持续使用半年以上。以上均为碘类制剂,目的是通过多肽酶等对组织的激活作用,促进眼部微血管扩张和血液循环,从而改善病眼的新陈代谢,促进病变和渗出物的吸收。实验认为该类药物能促进视网膜组织呼吸,增进视网膜的新陈代谢,并有明显的抗炎作用。但注意甲亢及碘过敏患者禁用,有慢性甲状腺疾病患者、曾患突眼性甲状腺肿的患者、内源性甲状腺素合成不足的患者慎用,孕妇慎用。另外,可以联合运用维生素E及中成药如血塞通片、石斛夜光丸等,也有一定效果。

　　重度玻璃体混浊往往提示存在较为严重的眼病,如糖尿病视网膜病变、高血压性视网膜病变等导致的玻璃体积血,需要治疗原发病,必要时行玻璃体切除术。玻璃体混浊最新的治疗手段可考虑YAG激光。

二、玻璃体混浊的生活注意事项

◆　发生玻璃体混浊后生活中应注意哪些方面?

◆　玻璃体混浊有哪些食疗方案?

◆　发现玻璃体后脱离要紧吗?

1. 发生玻璃体混浊后生活中应注意哪些方面?

大多数情况下,玻璃体混浊发生后并不影响日常工作和生活,但已为你敲响警钟,提示你眼部已经发生一些病理性的变化,生活中需要多加注意,谨防眼疾的发生和进展。

(1)避免视疲劳

避免熬夜,保持良好的生活习惯,睡眠充足;注意用眼卫生,尤其是长时间地看书、看电脑,注意中间休息,通常连续操作1小时,休息5～15分钟;保持良好的工作姿势。保持适当的姿势,使双眼平视或轻度向下注视荧光屏,这样可使颈部肌肉轻松,并使眼球暴露于空气中的面积减小到最低。调整荧光屏距离位置,建议距离为50～70厘米;荧光屏应略低于眼水平位置10～20厘米,呈15°～20°的下视角。因为角度及距离能降低对屈光的需求,减少眼球疲劳的概率。40岁以上的人最好采用双焦点镜片,或者在打字的时候,佩戴度数较低的眼镜。切忌"目不转睛",注意眨眼动作要完全并保持眨眼频率,经常眨眼可减少眼球暴露于空气中的时间,避免泪液过度蒸发,减轻视疲劳。

(2)注意饮食

多吃各种水果,特别是柑橘类水果,还应多吃绿色蔬菜、谷类、鱼和鸡蛋。

(3)避免强光直射

可佩戴变色镜或墨镜。

(4)避免提重

在发生玻璃体混浊的近期不要拎举重物,不要用力屏气,保持排便通畅。

(5)避免外力

尽量避免外物撞击眼球。

2. 玻璃体混浊有哪些食疗方案?

发生玻璃体混浊后可以进行食疗,以下食谱可供参考。

（1）谷精旱莲银耳汤

银耳10克，谷精草、旱莲草各9克。煎水服。每天服1剂，每剂药煎2碗，上、下午各服1次。可凉血止血，辅助治疗玻璃体积血、视力减退。

（2）双耳汤

黑木耳、白木耳各10克，冰糖5克。以温水将木耳泡发并洗净，加水及冰糖，在碗中蒸1小时。每天2碗木耳汤。可活血化瘀，辅助治疗陈旧性玻璃体积血。

（3）决明菊花粥

决明子15克，白菊花15克，粳米100克，白糖5克。决明子炒香后与菊花同煎汁，去渣，汁与淘净米同入锅，加适量清水煮粥，食时加白糖。每天1次。可清肝明目。用于治疗高血压视物模糊者。

（4）生地饮

鲜生地250克，三七粉10克。将鲜生地洗净后捣如泥，榨取汁，加入三七粉，和匀顿服。每天1次，连服7～10天。可凉血止血，和血散血。用于阴虚火旺之玻璃体积血。

（5）杞子地黄粥

枸杞子15克，熟地黄50克，粳米100克。将地黄用水泡1小时，煎煮2次，去渣取汁。将枸杞子与粳米淘净，放入药液，文火熬粥。每天1次，连服10天。可补肾明目。特别适合高度近视眼引起的玻璃体混浊。

3. 发现玻璃体后脱离要紧吗？

玻璃体后脱离指基底部以后的玻璃体皮质与视网膜分离，常见于中老年人。近视眼、眼内炎症、出血和外伤也可引起玻璃体后脱离。玻璃体先有液化，出现液化小腔，小腔逐步扩大并与相邻的小腔合成大腔，腔中液体可经过视盘前方的玻璃体后皮质孔进入到后皮质和视网膜之间，使玻璃体后皮质与视网膜分离。与此同时，玻璃体内的胶质纤维变性浓缩，浓缩的胶原纤维进一步收缩、牵拉玻璃体，引起玻璃体向内塌陷。主要症状表现为飞蚊和闪光感。若伴发玻璃体积血，可有大量飘浮的黑点。检眼镜下，多可看到视盘前方的环形或"∞"形混浊物［魏斯（Weiss）环］。急性玻璃体后脱离时，有10%～15%病例可伴发视网膜裂孔形成，同时又是玻璃体积血的重要原因。玻璃体后脱离本身不需要治疗，但若伴有视网膜裂孔形成或大量玻璃体积血，则应考虑激光封闭裂孔或玻璃体手术。某些眼底病变如糖尿病性视网膜病变，若患者先已存在玻璃体后脱离，则日后发生增殖性玻璃体视网膜病变程度较轻。在玻璃体手术前若已有玻璃体后脱离，不但手术安全，而且术后再发生增殖性玻璃体视网膜病变的概率较小，疗效提高。

三、玻璃体积血

- ◆ 玻璃体积血会对眼睛造成哪些危害？
- ◆ 玻璃体积血的病因是什么？
- ◆ 玻璃体积血有哪些临床表现？
- ◆ 玻璃体积血会导致哪些并发症？
- ◆ 玻璃体积血有哪些常见治疗方案？

1. 玻璃体积血会对眼睛造成哪些危害？

很多患者对新发生的玻璃体积血相当重视，不遗余力地进行各种治疗，但经过一段时间治疗后发现效果不明显，便渐渐失去了治疗的信心，认为只要不疼不痒，失明看不见就看不见吧，从而采取了不管不顾、听之任之的态度。其实这样做极其不妥当。因为玻璃体内的积血和血液分解产物对眼的组织有极大的危害性，如果不彻底治愈，会对玻璃体、视网膜、视网膜血管、晶状体产生进一步的损害，造成更严重的病变,不利于患者的健康。

有研究发现,玻璃体积血会导致玻璃体结构的破坏,先是使其由凝胶状变为液体状(玻璃体液化),并有大量纤维条束析出,加重玻璃体混浊。发展下去,会有玻璃体浓缩、玻璃体后脱离、纤维条束与纤维膜的不断增生(增殖性玻璃体病变)多种病变产生,不但减弱了玻璃体对视网膜的支撑作用,反而会造成对视网膜的牵拉,从而有可能引发视网膜脱离。对视网膜的损害是诱发视网膜变性、萎缩、色素增生、纤维膜增生(增殖性视网膜病变),但视力会进一步下降,而且也有可能引发视网膜脱离。如果同时存在增殖性玻璃体病变,那么发生视网膜脱离的可能性就更大。

玻璃体积血对视网膜血管的损害是刺激毛细血管不断增生。增生的毛细血管有几点害处,一是容易破裂出血,加重玻璃体积血;二是形成的纤维血管膜会加重增殖性视网膜玻璃体病变;三是增生的毛细血管如果侵犯了房角小梁组织,就会造成新生血管性青光眼。对晶状体的损害则是可能促进白内障的发生。对其他眼组织也能产生不同程度的损害,在此不再一一列举。

2. 玻璃体积血的病因是什么?

玻璃体内本身没有血管(视网膜的新生血管可长入玻璃体或出现玻璃体纤维血管组织增生除外),所以,严格来说其自身不会出血,玻璃体内的积血多来自周围富含血管、血液的组织,如视网膜、脉络膜等,任何原因致使视网膜葡萄膜血管或新生血管破裂,血液流出并聚积于玻璃体腔内,都可形成玻璃体积血。玻璃体积血常见的病因有以下几类。

(1)自发性玻璃体积血

引发玻璃体积血的疾病较多,主要有视网膜血管病,如糖尿病性视网膜病变、视网膜静脉阻塞、视网膜静脉周围炎[伊尔斯(Eales)病]、视网膜大动脉瘤等;玻璃体后脱离或视网膜裂孔形成;湿性年龄相关性黄斑变性;视网膜脉络膜的炎症、变性或肿瘤;早产儿视网膜病变等。国外有研究分析，对糖尿病、眼外伤等两种病因除外的151例单眼玻璃体积血病例进行临床分析，引起积血的主要原因是，视网膜裂孔形成占42%，视网膜静脉分支阻塞占37%。一些血液系统疾病如白血病、视网膜劈裂症也可导致玻璃体积血，但较为少见。

（2）外伤性玻璃体积血

眼外伤、眼球穿孔伤或眼球钝挫伤都可造成玻璃体积血。在角巩膜穿孔伤、巩膜穿孔和眼后节的滞留性异物伤，玻璃体积血的发生率很高。眼球钝挫伤造成的眼球瞬间形变可致视网膜脉络膜破裂而出血；前部玻璃体积血可由睫状体部位损伤所致。

（3）手术

手术时和手术后发生玻璃性积血可见于白内障手术、视网膜脱离修复手术、玻璃体手术等。

总体来说，眼外伤和眼底血管性疾病是临床上引起玻璃体积血的常见原因。

3. 玻璃体积血有哪些临床表现？

玻璃体积血发生后，其临床症状和积血程度密切相关。

少量积血时，患者可能不易察觉，或仅有"飞蚊症"。眼科检查中，在出血较少不致影响裂隙灯观察时，可以看到红细胞聚集于玻璃体凝胶的支架中，呈柠檬色尘状。视力多不受影响。

大量积血时，患者发觉眼前暗影飘动，或似有红玻璃片遮挡，反复出血的患者可自觉"冒烟"，视力明显下降。裂隙灯检查，中等量的新鲜出血可呈致密的黑色条状混浊。大量出血致眼底无红光反射，视力下降至光感。

4. 玻璃体积血会导致哪些并发症？

（1）玻璃体凝缩

玻璃体积血可破坏玻璃体凝胶状态，使黏多糖分解，胶原纤维聚集，出现液化和凝缩，导致或加重玻璃体脱离。裂隙灯显微镜检查可见凝缩的玻璃体密度增高。若有玻璃体后脱离，则有一明显的界膜样边界与水样的液化玻璃体相接触，可见凝缩玻璃体界面如幔样从上方呈波浪样垂下。

（2）玻璃体炎症

大量的玻璃体积血时，血液中炎性细胞可随之进入玻璃体内，引起活化反应，以致邻近组织血管扩张，血浆成分渗出到眼内，产生轻度的炎性反应。临床可见前房闪光、瞳孔轻度粘连。

（3）玻璃体机化

玻璃体机化有两方面原因：一方面为大量玻璃体积血长期不吸收，血浆成分及血中炎性细胞刺激和转化为纤维细胞，在玻璃体内机化形成纤维膜。另一方面由于视网膜前增殖膜收缩，牵拉视网膜血管或新生血管，使之破裂出血，并进入玻璃体内。玻璃体积血促进增殖发展，形成或加重玻璃体机化，最终导致增殖性视网膜病变并发生牵拉性视网膜脱离。

（4）铁血黄色素沉着

玻璃体积血逐渐分解，红细胞破坏，其内铁质大量游离，并可沉积在邻近的组织，对视网膜产生毒性反应。裂隙灯显微镜下可见玻璃体内棕黄色颗粒样混浊。

（5）溶血性青光眼

此病是一种急性、继发性、开角型青光眼，是由于吞噬血红蛋白的巨噬细胞、血红蛋白、蜕变的红细胞阻塞前房角所致。通常发生在玻璃体积血后数天或数周。其临床特征如下：① 眼压增高；② 前房角开放；③ 小梁网呈红色或棕红色；④ 前房角无新生血管；⑤ 前房可见红细胞。治疗上首先给予抗青光眼药物，如果药物不能控制高眼压，可考虑前房冲洗和（或）玻璃体切割等手术治疗。

（6）血影细胞青光眼

由玻璃体积血后变性的红细胞阻塞前房角，使房水排出受阻，引起眼压增高。变性的红细胞呈球形且凹陷,含有变性的血红蛋白,常称为血影细胞。这种细胞与正常的红细胞相比变形能力差,故不能通过小梁网,从而阻塞前房角,引起眼压升高。治疗方法同溶血性青光眼。

（7）其他

包括虹膜红变、白内障等。

5. 玻璃体积血有哪些常见治疗方案?

（1）药物疗法

尚无一种药物经确认对玻璃体积血有肯定的疗效。临床上难以进行随机对照的临床试验来评价某一药物或非手术疗法的效果。目前多用具有活血化瘀作用的复方中药制剂,有一定帮助,但其确切疗效有待进一步评价。

（2）物理疗法

有研究可使用超声波、氩激光及离子导入等方法治疗玻璃体积血,但这些方法效果并不确定,目前在临床上应用不多。

（3）手术治疗

玻璃体切割（除）术最适宜于眼外伤（如挫伤、裂伤、穿通伤或破裂伤）引起的玻璃体积血,以及持久的自发性积血或合并视网膜病变的病例。

1）外伤性玻璃体积血:由眼球穿透伤引起时,可实行早期玻璃体切割术。实验和临床研究表明伤后1～2周内手术较为适宜,此期切除眼内的血块和炎性产物能避免血液对创伤修复过程的过度刺激,减少纤维组织增生和牵拉性视网膜脱离发生的机会。因钝挫伤所致的脉络膜视网膜破裂,若不伴有视网膜脱离,可以等待一段时间,不能自发吸收、影响视力恢复时再考虑手术。手术中或术后的出血,少量时可不作特殊处理,一般能很快吸收;较多时,可再次手术处理。

2）自发性玻璃体积血:应根据原发病的特征,决定手术时机。近年认为,糖尿病视网膜病变发生玻璃体积血即是手术适应证,早些手术的效果较好。因为积血阻碍视网膜光凝治疗，而视网膜缺血病变可能继续恶化，及早手术同时进行有效光凝，既能处理并发症，又对控制视网膜缺血有益。其他缺血性病变与此类似。此外，应用周边部视网膜冷凝术对严重的糖尿病性视网膜病变合并玻璃体积血而又不适合做玻璃体手术的病例，能在一定程度上促进玻璃体血液的吸收，同时凝固了部分视网膜组织，对控制病情有帮助。

四、玻璃体变性和先天异常

◆ 常见玻璃体变性疾病有哪些？
◆ 玻璃体先天性疾病有哪些？

1. 常见玻璃体变性疾病有哪些？

（1）玻璃体星状变性

玻璃体星状变性病因不明，星状物质被认为由钙皂组成。好发于老年人，80%单眼发病。多数患者视力下降不明显，多在体检或其他眼病检查时发现。少数玻璃体混浊明显者，视力下降严重。裂隙灯或检眼镜下，见玻璃体内无数乳白色球形混浊体，大小0.01～0.1毫米不等；混浊物附着于玻璃体胶原纤维上，并随眼球转动而在原位抖动；多数患者的视网膜结构仍清晰可见，少数严重混浊者，则影响眼底观察。本病通常不影响视力，不需治疗。少数严重者可考虑玻璃体手术。

（2）闪辉性玻璃体变性

闪辉性玻璃体变性多见于严重眼外伤或其他原因所致大量反复玻璃体积血的眼球内。闪辉物为胆固醇彩色结晶体。病眼多已丧失视功能。玻璃体内可见大量彩色结晶体。因玻璃体已液化，故结晶体多下沉于玻璃体底部；眼球运动时，这些晶体如焰火状从底部纷纷升起；眼球运动停止后，结晶体又恢复至玻璃体底部。在无晶状体或晶状体半脱位状态下，结晶体可进入前房，阻塞前房角而继发青光眼。因患眼多已失明，故无需特别处理。继发青光眼者，可做前房冲洗或玻璃体切除术。

（3）原发性家族性淀粉样变性

本病为常染色体显性遗传病，偶有非家族性病例报道。双眼发病，可程度不一。玻璃体混浊源于视网膜血管，早期视网膜血管（动脉或静脉）壁上呈现白色颗粒样，并有颗粒绒毛状的沉着物。沉着物逐步融合扩大成羽毛样外观，且沿玻璃体后浸润。大部分玻璃体受累时，呈绒毛样外观。视网膜血管可有渗漏、带鞘、出血、新生血管形成等改变。多伴有全身症状，如多发性神经炎、中枢神经系统异常等。注意与玻璃体炎、视网膜血管炎、陈旧性玻璃体积血等鉴别。

2. 玻璃体先天性疾病有哪些？

（1）永存增生性原始玻璃体

永存增生性原始玻璃体是原始玻璃体未退化，在晶状体后方增殖的结果，90%单眼发病，见于婴幼儿。患者可表现为白瞳症，小眼球，浅前房，晶状体后可见白色膜状组织，有时膜组织内含有血管。瞳孔扩大后可看见晶状体周围被拉长的睫状突，为本病特征性表现。部分患者晶状体后囊破裂，晶状体混浊膨胀而导致闭角型青光眼。高眼压可使角巩膜缘膨胀扩大，最后形成"牛眼"。本病应对其他原因导致的白瞳症，如先天性白内障、视网膜母细胞瘤和早产儿视网膜病变相鉴别。若晶状体混浊，前房角变浅，可做晶状体切除并同时切除增殖膜，以防治青光眼，保存眼球。后部的永存增生性原始玻璃体多无特殊治疗。

（2）永存玻璃体动脉

胚胎发育至8个月时，原始玻璃体的玻璃体动脉仍不退化或退化不全则形成动脉残留。可分为：① 玻璃体动脉完全残留，从视盘前一直延伸到晶状体后的玻璃体前界膜。多是条索状，有时条索内的动脉含有血液。② 玻璃体动脉不完全残留，依残留部位不同可有：米滕多夫（Mittendorf）斑，即晶状体后极偏鼻下方1～3毫米大小白斑；伯格麦斯特（Bergmeister）视盘，视盘前下方伸向玻璃体动脉的联结纤维束，有时呈膜状；玻璃体囊肿，位于视盘前或玻璃体中央，1～8个视神经乳头直径（PD）不等，透明或表面有色素，固定或漂浮。在治疗方面，若残留物遮掩视轴，可考虑玻璃体切割术。

第六章
视网膜疾病

一、视网膜血管阻塞

◆ 不红不痛,一只眼突然看不见了是怎么回事?

◆ 突然"眼前一黑",之后慢慢自行恢复了就没事了吗?

◆ 视网膜静脉阻塞有哪些常见原因?

1. 不红不痛,一只眼突然看不见了是怎么回事?

患心血管病的老年人突发一眼视力急剧下降,没有眼红、眼痛,需要考虑视网膜中央动脉阻塞的可能。即时就诊、紧急处理是保存有效视力的重中之重。

视网膜中央动脉阻塞多见于患动脉硬化、高血压者,亦可见于手术中或术后的高眼压、眶内高压等情况。患者多为患心血管病的老年人,较少见于年轻患者。发病突然,一眼无痛性急剧视力下降至指数甚至无光感,发病前可以有一过性视力丧失并自行恢复的病史。患眼瞳孔中等散大,眼底典型表现为后极部视网膜灰白、水肿,黄斑相对呈红色,即樱桃红点,动脉明显变细且管径不均匀。

因视网膜缺血短时间光感受器即可死亡且不能逆转,故视网膜动脉阻塞需要急诊处理。立即给予解痉扩血管治疗。同时注意检查和治疗内科病如高血压、动脉硬化，给予神经营养药物。视网膜动脉阻塞的预后与开始治疗的时间关系密切，发病后1小时内阻塞得到缓解者，有可能恢复部分视力，发病时间长则很难恢复。

2. 突然"眼前一黑"，之后慢慢自行恢复了就没事了吗？

我们常说的"眼前一黑"，很多人不以为然，但眼科医师认为不可放松警惕。造成这种现象的原因多为血管性因素，临床上以视网膜动脉阻塞为主。这是一种急性发作、严重损害视力的眼底病，患者多为患动脉硬化、高血压等心血管病的老年人，当然，术中或术后的高眼压、眶内高压等情况也会出现这种情况。导致动脉阻塞的原因主要是各类栓子，栓子的来源多为颈动脉硬化斑块和心脏瓣膜等。

我们都知道，视网膜耐受缺血的时间短，光感受器细胞一旦死亡就不能逆转。换句话说，"眼前一黑"即黑矇，如果不能及时恢复，这种黑矇超过4小时的话，那么损伤就是永久的，严重的可致盲，所以临床上这种病都作急诊处理的。如果老年人出现这种状况，建议尽快赴医院检查。医师通常会以口服或静脉滴注扩张血管药物，严重的会采取按摩眼球、前房穿刺手术等改善眼内灌注予以治疗。

至于治疗效果的好坏还与阻塞的部位、程度、血管的状况有关，因为每位患者的情况都不同，需要专病专治。但相同的是，发病后1小时内阻塞可以缓解者，视力恢复较好，发病时间长则难以恢复。

3. 视网膜静脉阻塞有哪些常见原因？

（1）血管硬化

中年或老年患者多有动脉硬化，常伴有高血压、糖尿病、肾炎等。在巩膜筛板处和动静脉交叉处，静脉受硬化动脉的压迫；又因动静脉在交叉处有共同的外膜，动脉壁的硬化常可波及静脉壁，使管腔狭窄，容易发生阻塞。

（2）血管炎

青年患者因病灶感染或中毒、视盘血管炎等，引起视网膜静脉内膜炎或静脉周围炎，血管壁内膜浸润肿胀、粗糙增厚，血流缓慢而阻塞。

（3）血液滞流

血液黏稠度和凝集性增高，血流速度减慢，血液循环阻滞，诱发本病。

（4）血管外或眼球外压迫

视盘玻璃膜疣、眼眶肿瘤、甲状腺疾病或青光眼等。

（5）其他

外伤、口服避孕药或过度疲劳均可为发病的诱因。

二、视网膜脱离

- ◆ 视网膜脱离的症状有哪些？
- ◆ 没有近视，是否一定不会出现视网膜脱离？
- ◆ 已发现了视网膜脱离，是否一定要进行手术治疗？
- ◆ 如果已有一只眼睛出现视网膜脱离，会影响到另一只眼睛吗？
- ◆ 为什么视网膜脱离术后，医师告知手术很成功，但视力仍然没有提高？
- ◆ 做了视网膜脱离术后需要注意什么？
- ◆ 视网膜脱离术后，如视力再次下降怎么办？

1. 视网膜脱离的症状有哪些？

视网膜脱离的发生往往是无痛性的、突发的，因此，许多患者对视网膜脱离存在一定的恐慌感。但视网膜脱离也并非无迹可寻，下面介绍一下视网膜脱离可能出现的一些症状（图6-1）。

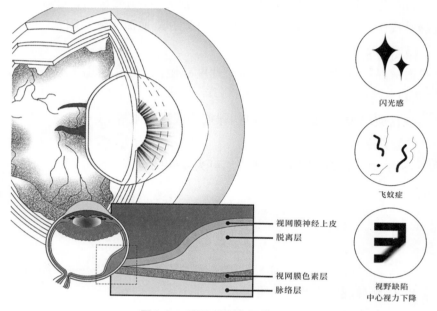

图6-1　视网膜脱离及其症状

（1）视力下降

早期的视力下降可能并不十分明显，有的患者可表现为视物模糊、朦胧感、水波纹改变，较为典型的改变为眼前有黑影遮挡了视线，遮挡物固定不动，且随着时间延长，黑影可能有不断扩大趋势。

（2）视物变形

视网膜脱离时发生的症状与视网膜脱离发生的位置有关，当视网膜脱离范围累积到黄斑区（即对视力最重要的地方）时，可出现看东西变形、扭曲、大小变化等症状，同时伴有明显的视力下降。

（3）飞蚊症

飞蚊症就是医师口中的玻璃体混浊，这与玻璃体本身液化有关系。

许多人都有飞蚊症的症状,出现飞蚊症也不要过于恐慌,一般情况不影响视力。但当飞蚊症突然明显加重,眼前黑影明显增多时,就需要留心了,需警惕视网膜脱离可能,这时候要做的事情不只是休息,更应及时去医院就诊,并行相关检查进行明确诊断。

当出现以上几种情况时,应重视病情,及时就诊,并听从医师建议,进行眼底检查、眼科B超等相关检查。

2. 没有近视,是否一定不会出现视网膜脱离?

视网膜脱离产生的原因很多,近视为其高危因素之一,但并非唯一因素。外伤、剧烈运动、糖尿病性视网膜病变、脉络膜肿瘤等也能引起视网膜脱离。

3. 已发现了视网膜脱离,是否一定要进行手术治疗?

迄今为止,手术治疗仍是视网膜脱离的主要治疗方案(图6-2)。视网膜脱离的产生是由视网膜病变和玻璃体病变共同引起,一般手术主要目的是封闭视网膜裂孔,解除玻璃体牵拉,使视网膜复位。目前常用的手术方式分为内路和外路两种。无论哪种手术方法,均是围绕这一主题进行。

除非视网膜脱离十分浅层,且范围比较小,可以考虑使用眼底激光进行封闭。一般视网膜脱离出现后,建议患者进行视网膜脱离手术治疗。根据患者的年龄、视网膜脱离的范围和具体的病变情况,采用不同的手术方法。

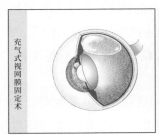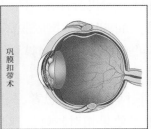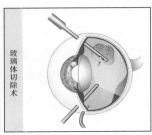

图6-2 视网膜脱离的治疗

4. 如果已有一只眼睛出现视网膜脱离，会影响到另一只眼睛吗？

许多患者出现视网膜脱离之后，非常担心另一只眼睛也会出现同样的问题。对此，我们进行一定的说明。未发病的眼睛也可能会出现视网膜脱离，但并不是因为现在发病的眼睛引起的，而是眼睛自身条件可能会出现视网膜脱离的情况。

孔源性视网膜脱离双眼发生率约为15%，因此，当一只眼睛出现视网膜脱离时，必须对另一只健康眼睛进行散瞳，仔细检查眼底情况，防患于未然。主要目的是在医师的帮助下早发现、早诊断、早治疗。如果医师发现没有发生视网膜脱离的眼底已经有了格子样变形、霜样变性、视网膜裂孔等病变，需及时行视网膜激光光凝术，甚至冷凝术进一步治疗。即便未发现明显病变，也需要定期进行眼底检查，如出现与患眼类似症状，需及时到医院就诊。对于已发病的患者，定期复诊、定期检查尤为重要。

5. 为什么视网膜脱离术后，医师告知手术很成功，但视力仍然没有提高？

对于患者来说，手术是否成功的直接标准是视力有没有提高。但对于专业医师来说，我们对手术成功定义的标准是术后视网膜复位良好。

但视网膜复位成功，视力并不一定能够完全恢复。手术以后，患者的视力能否提高，主要取决于手术之前患者的视网膜脱离是否影响了黄斑区。如术前黄斑区受累较重，出现皱缩、变性，术后视力提高不一定是理想的，且有视物变形的症状一般仍会存在，不能完全解决，且脱离时间越久，术后视力提高越有限。如陈旧性视网膜脱离（病程＞6个月）术后，因其视细胞受损严重，且不可逆转，即便视网膜复位良好，视力仍不能改善，视野的缺损也仍然存在。

所以，对于已经发生视网膜脱离的患者，我们建议，尽早采取有效的治疗方法。越早治疗，手术效果相对越好。越晚治疗，视力恢复可能性越小。

6. 做了视网膜脱离术后需要注意什么?

术后患者应当注意休息,避免过久低头,剧烈运动以及超负荷提较重物体。要坚持定期复诊,检查双眼眼底。如果出现视力再次下降,眼前黑影遮挡再次出现,随时到医院进行诊疗。

7. 视网膜脱离术后,如视力再次下降怎么办?

当术后再次出现视力下降时,应怀疑视网膜再次脱离可能,需及时至医院进行眼底检查,并辅助眼科 B 超等相关检查,以排除视网膜脱落可能。根据检查结果,制定进一步治疗方案。

三、糖尿病性视网膜病变

◆ 得了糖尿病,是否一定会出现眼底病变? 如果血糖控制良好,是否能预防眼底病变?

◆ 明确诊断糖尿病性视网膜病变后需要接受哪些治疗?

◆ 明确诊断糖尿病性视网膜病变后需要接受哪些检查?

◆ 接受眼底激光治疗后视力是否一定能恢复?

◆ 如果术后视力提高不理想,是否应该放弃手术治疗?

◆ 接受了抗 VEGF 药物治疗后视力一定能提高么?

许多糖尿病患者对于糖尿病引起的视网膜病变有一定的了解,但认知并不清晰,迫切需要这方面知识来指导日常的生活和治疗。要了解糖尿病性视网膜病变,首先要了解糖尿病。

糖尿病是以糖代谢紊乱为主的全身代谢性疾病,由胰岛素绝对或相对分泌不足,或胰高血糖素增高引起。以原发型为主,分为1型和2型两种。糖尿病在我国的发病率呈逐年上升趋势,且呈现年轻化态势,这给家庭和社会均带来了沉重的负担。希望读者在阅读此篇文章后,能够对糖尿病性视网膜病变有一个更清晰的认知,能够有所收获。

相较于糖尿病自身而言,其带来的并发症对患者的影响更令医师和患者头痛。糖尿病最常见的并发症为心血管疾病,占45%～53%;其次为眼部病变,占20%～34%。常见的眼部并发症包括糖尿病性视网膜病变、并发性白内障和青光眼。在这3种常见并发症中,糖尿病性视网膜病变常令患者谈之色变。

糖尿病性视网膜病变是糖尿病后期最常见的并发症之一,随着病程的延长,眼底发病率逐渐增高。

1. 得了糖尿病,是否一定会出现眼底病变?如果血糖控制良好,是否能预防眼底病变?

首先要对糖尿病视网膜病变有正确的认知。明确诊断为糖尿病后,需接受正规诊疗方案,严格遵医嘱控制血糖。良好的生活习惯将为您的健康赢得一分。

即使血糖控制良好,也同样会有出现糖尿病性视网膜病变的风险,随着病程的延长,风险将逐步增加。因此定期去医院进行全面眼底检查非常重要。定期的检眼镜检查结合眼底照相,为观察疾病进展留下重要病史资料。12岁以下的糖尿病儿童则不需要定期检查。对未出现糖尿病视网膜病变的糖尿病患者,即使未出现明显视力下降,也需要每年进行1次仔细眼底检查,并对病历资料进行完整保存,以便对后续治疗进行评估。

如已出现视力的改变,应即刻去医院进行诊治。数据显示,患糖尿病30年以上的患者中2%～7%因糖尿病性视网膜病变失明,需高度重视。

2. 明确诊断糖尿病性视网膜病变后需要接受哪些治疗?

（1）激光治疗

激光治疗即视网膜激光光凝术,是防止糖尿病性视网膜病变失明行之有效的方法,据统计可降低失明率50%～80%。因其操作条件相对简单,费用较低,且行之有效,已广泛在眼科临床应用。一般在早期诊断糖尿病性视网膜病变后,即刻开始激光治疗。

视网膜激光光凝术不能够一次性完成,需分多次进行,一般可分为3～4次完成全视网膜光凝术。即便需要接受手术的患者,在手术前后也仍然需要接受激光治疗。

（2）手术治疗

随着糖尿病性视网膜病变进一步进展,如出现玻璃体积血、牵引性视网膜脱离时,需考虑手术治疗。常用手术方案为玻璃体切割手术,一般需联合激光治疗,治疗效果更好。术后视力提高程度主要取决于视网膜病变的程度和病变是否累及黄斑部。如手术前黄斑部病变较为严重,术后视力提高非常有限。

（3）抗血管内皮生长因子（VEGF）药物治疗

随着糖尿病性视网膜病变的进展,引起顽固性黄斑水肿,且难以通过以上两种治疗方法解决时,可考虑行抗VEGF药物治疗。临床实验数据显示,该治疗方案对患者视力的提高有明确效果。

玻璃体切割手术前一周内使用抗VEGF药物,可明显减少术中出血可能,对术后患者视力的提高有很大帮助。因其效果显著,目前已逐渐成为糖尿病性视网膜病变治疗中的首推方法。但因其价格高昂,且需要反复进行治疗,并非所有患者均能承受。

3. 明确诊断糖尿病性视网膜病变后需要接受哪些检查?

首先应进行视力、眼压、散瞳查眼底等检查,医师可能会使用一些辅助工具进行进一步检查,如三面镜、前置镜等。

　　眼部光学相干断层成像（OCT）检查是方便、快捷、有效的检查方法，可以帮助我们判断视网膜的出血、水肿，黄斑区的受累状况，对临床指导治疗具有重要意义。

　　荧光血管造影检查（FFA）可以直接观察到患者眼底病变进展情况，是否出现新生血管，是判断糖尿病性视网膜病变进展、分型、分期的重要检查方法。为临床治疗方法的选择提供直接依据。对于特殊禁忌患者，我们建议行该检查方法。

4. 接受眼底激光治疗后视力是否一定能恢复？

　　答案是否定的。视网膜激光光凝术是一种破坏性的治疗，通过破坏大量的代谢旺盛的感光细胞来降低视网膜的耗氧量，进而减少新生血管的生成。因此说，激光治疗的目的是为了预防进一步的眼底损害，但不能逆转已损害的视力。

　　且在两次治疗期间，视网膜病变可能进一步加重，如出现眼底出血，视力不进步提高，反而会进一步下降，这与糖尿病性视网膜病变的进展有关，并非是由于眼底激光引起。

　　同时，也要考虑到眼底激光治疗本身也存在一定的副作用，如影响视网膜功能，光凝区的视网膜水肿，炎症反应加重。因此需严格掌握适应证及每次治疗剂量。这也说明了为什么眼底激光需要分多次进行，而不能一次性完成。

5. 如果术后视力提高不理想，是否应该放弃手术治疗？

　　糖尿病性视网膜病变患者手术的目的主要有两个：一是要提高视力；二是方便眼底疾病的检查和治疗。

　　即便是视力提高不理想，手术治疗仍是有意义的，可保存现有视力，防止病变进一步恶化。

6. 接受了抗VEGF药物治疗后视力一定能提高么?

使用抗VEGF药物是目前在糖尿病性视网膜病变治疗中疗效较为显著的一种治疗方法,许多患者在接受治疗后,病情有明显好转。但这并不意味着它能够解决患者所有的问题,仍有相当一部分患者在接受治疗后视力并没有明显提高,这与个体差异有关。且该药物并不能一劳永逸,接受治疗1个月后,随着药物的代谢,糖尿病性视网膜病变会出现反复变化,需要反复注射药物进行治疗,治疗的效果也需要进行长期随访观察。

四、年龄相关性黄斑变性

- ◆ 什么是黄斑?
- ◆ 黄斑区出现异常会有哪些感受?
- ◆ 什么是年龄相关性黄斑变性?
- ◆ 年龄相关性黄斑变性的分型是什么?
- ◆ 得了黄斑变性是不是就没办法治疗了?
- ◆ 如何早期发现年龄相关性黄斑变性?
- ◆ 导致年龄相关性黄斑变性的因素有哪些?

1. 什么是黄斑?

经常有患者询问"医生,我有黄斑吗?",此时患者的主要目的是想了解自身有无黄斑病变。这里我们要为黄斑正名。黄斑是正常视网膜的一部分,位于视网膜的中心(图6-3),是对视觉最关键的部位,每个正常人都会有黄斑结构,这对维持视力必不可少,如果黄斑缺失反而是更严重的问题了。

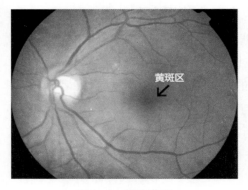

图6-3 眼底黄斑

黄斑因其特殊结构成为眼底中对视力最重要的部分,主要有三方面作用:① 光觉作用,感知物体的光亮,即物体明暗情况。因此,当黄斑区出现病变后,部分患者明显感到眼前物体颜色明显变暗。② 色觉作用,感知缤纷的色彩。能享受花花世界带来的乐趣,黄斑功不可没。当该功能受损时,可能发现熟悉的物体色彩变淡了。③ 行觉作用,即感知物体的立体感。

2. 黄斑区出现异常会有哪些感受?

早期即可出现视物变形,直线变扭曲,物体看上去明显变小等不同症状。该症状出现较早,且能够引起患者重视。

无论看到哪里,都看不清我想看到的东西,反而周边的看起来更清楚一点,这就是我们常说的中心暗点,图6-4为该病可能出现的症状,若出现图中情况,请及时到眼科门诊就诊。

3. 什么是年龄相关性黄斑变性?

年龄相关性黄斑变性是一种退行性视网膜疾病,可以造成中心视力下降和导致法定盲。中心

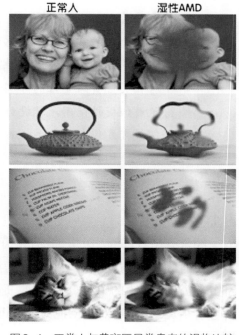

图6-4 正常人与黄斑区异常患者的视物比较

视力是我们做"直视活动"必需的,如开车、阅读等。黄斑状态良好,我们才能看清楚更细节的东西,因此黄斑出现变性,首先受损的就是视力。在西方,老年性黄斑变性是老年人永久性视力损害(＞50岁患者的严重视力下降)的主要原因之一。年龄相关性黄斑变性与白内障、青光眼被世界卫生组织(WHO)确定为三大致盲疾病。因该病的无痛性,早期可能未能引起患者警觉。

4. 年龄相关性黄斑变性的分型是什么?

该病可分为干性年龄相关性黄斑变性和湿性年龄相关性黄斑变性。

(1)干性年龄相关性黄斑变性

干性年龄相关性黄斑变性又称为非新生血管性或非渗出性年龄相关性黄斑变性,占年龄相关性黄斑变性的80%～90%。其主要临床表现为:中心视力下降,中心暗点,视物变形。该病虽然致盲率虽低,但晚期地图样萎缩可引起严重的视力丧失。

(2)湿性年龄相关性黄斑变性

湿性年龄相关性黄斑变性又称为新生血管性或渗出性年龄相关性黄斑变性,占年龄相关性黄斑变性的10%～20%。湿性年龄相关性黄斑变性与干性年龄相关性黄斑变性的最大区别在于视网膜下存在脉络膜新生血管,这些新生血管十分脆弱,容易发生出血和液体渗漏,导致眼底的进一步损害。湿性年龄相关性黄斑变性较干性年龄相关性黄斑变性更为严重。

主要临床表现:早期即出现明显的中心视力下降、视物变形;中期可出现急剧的视力下降;晚期出现视力进一步受损,给患者的日常生活带来极大困难。

湿性年龄相关性黄斑变性所占比例少,但致盲率极高。发病后3个月内视力会明显下降;2年内85.1%会发展成法定盲;5年内另一眼出现同样问题的风险是35%～50%。

调查显示,我国50岁以上人群每6人中即有1人患年龄相关性黄斑变性,患病率高达15.5%,患者总数近4 000万。美国眼科协会相关指南指出,在年龄相关性黄斑变性患者中,非新生血管性年龄相关性黄斑变性比例达到80%,但年龄相关性黄斑变性造成的90%的严重中心视力丧失(20/200或更差)均由新生血管性年龄相关性黄斑变性引起。湿性年龄相关性黄斑变性患者如未得到有效治疗,3年内进展为法定盲患者比例可从19.7%提高至75.7%。

5. 得了黄斑变性是不是就没办法治疗了?

湿性年龄相关性黄斑变性目前有一些有效的治疗方法,但是干性年龄相关性黄斑变性仍没有特殊有效的治疗办法。

(1)基础干预

针对病因,年龄相关性黄斑变性可能是视网膜累积光损伤的后果,如适时补充营养素、抗氧化剂,预防氧化应激对视网膜的损伤,如维生素C、维生素E、叶黄素等。戒烟,控制血压、血脂,良好的生活习惯是健康生活必不可少的一部分。

(2)视网膜激光光凝术

视网膜激光光凝术是既往使用较多的治疗方法,其主要作用是破坏新生血管,但不可避免损伤其上的视网膜和色素上皮,会有一定的副作用;术后中心暗点仍存在,视力可能进一步下降,且有50%左右患者脉络膜新生血管持续或复发。

(3)光动力疗法

光动力疗法是利用光动力技术进行治疗。使用该治疗方法可延缓视力下降,但是几乎不能提高视力。少数(1%～4%)患者接受治疗后出现了较为严重的视力下降,且有部分是永久性的。该治疗方法相对眼底激光光凝术,价格高昂许多,给患者带来一定的经济压力。

(4)抗VEGF治疗

该治疗是目前为止效果最为显著的治疗方法,已成为湿性年龄相关性黄斑变性的一线用药,在湿性年龄相关性黄斑变性的治疗史上具有里程碑的意义。该治疗方法通过玻璃体内注射给药,药物直接作用于影响新生血管的关键因子即血管内皮生长因子(VEGF),从而直接抑制新生血管,降低渗漏,消除水肿,提高视力,最终达到治疗效果。治疗方案通常为:抗新生血管治疗需先行每个月1次,初始治疗连续3个月;以后根据病情决定是否再次治疗。目前该治疗方法已成为湿性年龄相关性黄斑变性的首推治疗方法。但因抗VEGF药物价格高昂,给患者带来一定的经济压力,许多患者尚不能完全接受此种治疗方案。

6. 如何早期发现年龄相关性黄斑变性?

年龄越大,患病的可能性越大,因此,定期检查视力、眼底必不可少。40～54岁每2～4年做1次眼科检查;55～64岁每1～3年做1次眼科检查;>65岁每1～2年做1次眼科检查。如有突发异常状况,随时就诊。

可使用阿姆斯勒(Amsler)方格表自我检测(图6-5),检查方法如下:常规佩戴眼镜;遮盖一只眼,注视方格表的中央点;检查中一直注视该点;所有的线条应该是直的,方格应该是同样大小的;两眼分开检查。若出现异常或原有异常加重,请尽快到眼科(眼底病专科)就诊。

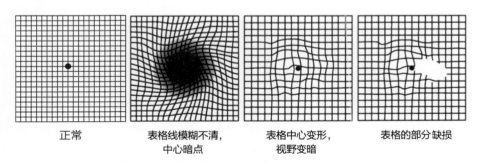

正常　　表格线模糊不清,中心暗点　　表格中心变形,视野变暗　　表格的部分缺损

图6-5　Amsler方格表测试为正常状态和异常状态的比较

7. 导致年龄相关性黄斑变性的因素有哪些?

　　年龄相关性黄斑变性可发生于中年人,其危险性随着年龄增加而增加;吸烟患者较非吸烟患者发病风险增加数倍;研究显示肥胖与早中期年龄相关性黄斑变性发展至晚期具有相关关系;有家族史的患者具有更高的患病风险;女性患者呈现出更高的风险。

第七章
球内占位性病变

一、视网膜母细胞瘤

◆ 什么是视网膜母细胞瘤?

◆ 视网膜母细胞瘤如何诊断和治疗?

1. 什么是视网膜母细胞瘤?

视网膜母细胞瘤是儿童最常见的原发性眼内恶性肿瘤,发病比例为1:20 000至1:18 000,无种族、地域及性别的差异。约40%病例属于遗传型,另外60%为非遗传型。有家族遗传史及发作于双眼的患者,较散发或单眼的患者发病要早,成年人发病罕见。

按视网膜母细胞瘤的临床过程可分为眼内期、青光眼期、眼外期和全身转移期。

2. 视网膜母细胞瘤如何诊断和治疗?

由于绝大多数患者尚为婴幼儿,早期不易发现,往往到了肿瘤发展出现白瞳症,或者患眼因为肿瘤位于视网膜黄斑部(图7-1),影响了视力而表现为废用性斜视即眼外斜;或少数患儿因为眼压高、眼睛胀痛而哭闹

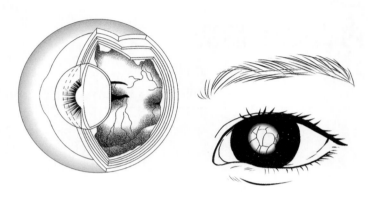

图7-1　视网膜母细胞瘤

时,家长才注意到。

　　发生了视网膜母细胞瘤首先应考虑控制肿瘤生长、转移,挽救患儿生命;其次考虑是否保留眼球及有用视力。可根据肿瘤发展的程度,选择激光或冷冻治疗、放射治疗、眼球摘除术等治疗措施。

二、脉络膜肿瘤

◆ 常见的脉络膜肿瘤有哪些?

常见的脉络膜肿瘤有哪些?

　　(1)脉络膜血管瘤

　　脉络膜血管瘤为先天性血管发育畸形。多发生于青年、中年人。血管瘤可为孤立性,表现为淡红色的圆形或近似球形隆起,亦可为弥漫性。脉络膜血管扩张,视网膜色素上皮萎缩或脱失,巩膜透照可透光,其表面视网膜有浆液性脱离,相应部位视野缺损,可继发青光眼。眼底荧光血管造影、脉络膜血管造影和超声波检查对诊断有较大帮助。可采用激光、冷冻治疗。

（2）脉络膜骨瘤

脉络膜骨瘤病因尚不明确，多认为是一种骨性迷芽瘤。好发于青年女性，单眼居多。肿瘤多位于视盘附近，呈黄白色或橘红色的扁平隆起，可见色素沉着；肿瘤边缘不规则，似伪足向四周伸出；可形成视网膜下新生血管膜，伴有出血或浆液性视网膜脱离。眼底荧光血管造影、超声波和CT检查有助于诊断。目前尚无疗效确切的治疗方法。出现视网膜下新生血管可考虑激光光凝术。

（3）脉络膜恶性黑色素瘤

脉络膜恶性黑色素瘤是成人最常见的原发性眼内恶性肿瘤。恶性程度高，易经血液转移，以中年以上患者为多见。当肿瘤位于黄斑部或其附近，早期可出现视力减退、视物变形和视野缺损等；若肿瘤位于周边部，可无自觉症状；肿瘤增大继发青光眼时可出现眼红、眼痛及头痛等青光眼症状；如瘤体坏死可引起葡萄膜炎或全眼球炎，易误诊。

一经确诊，应立即治疗。虹膜和睫状体的恶性黑色素瘤可行手术切除。对于脉络膜的恶性黑色素瘤，小的肿瘤可定期随访观察或做局部切除、激光光凝和放射治疗。眼球摘除术仍是主要的治疗选择，适应于肿瘤继续发展，后极部的肿瘤累及视神经。肿瘤较大可致失明或继发青光眼、视网膜脱离等。

（4）脉络膜转移癌

脉络膜转移癌多见于40～70岁女性，可为单眼或双眼发病，左眼多于右眼。乳腺癌、肺癌、肾癌和消化道癌是最常见的原发肿瘤部位。

脉络膜转移癌患者可以没有症状，或有无痛性视力下降与眼前黑影及视野缺损，极少数患者可因继发性青光眼引起眼睛胀痛而就诊。癌组织可通过视神经向眶内、颅内蔓延。

为尽可能延长生命和挽救视力，应积极治疗原发病灶，对眼部转移灶可作放射治疗或化疗。一般多为晚期，除非为解除痛苦，眼球摘除术已无治疗意义。

第八章
视神经疾病

一、视神经疾病总论

◆ 什么是视神经?

◆ 视神经疾病有哪些?

◆ 视神经疾病最主要的表现是什么?

◆ 视神经疾病需要哪些检查?

1. 什么是视神经?

视神经是连接大脑和眼球的视觉信号传输通路,是很独特的脑神经,包含约120万根神经轴突,分为4段:球内段、眶内段、管内段、颅内段。

视神经具备一些特殊的解剖结构(图8-1),以适应生理需要及耐受机械压力,如眼压的变化和眼球运动。视神经纤维在起始阶段是无髓神经纤维,以便更好地接收视网膜的光学信号。球后段的视神经纤维变为有髓神经纤维,以便能够快速有效地向大脑传递视觉冲动。

从胚胎学和解剖学上来说,视神经并不像典型的脑神经,而更像大脑

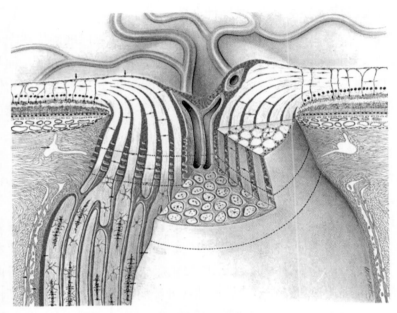

图8-1 视神经的神经纤维分布

的延伸,主要是基本不具备再生能力的有髓白质通路。因此,视神经一旦损伤即不能再生,所以视神经疾病危害巨大。

2. 视神经疾病有哪些?

视神经疾病的病因有很多,炎症、血管性疾病、肿瘤、外伤等都可以导致视神经疾病。视神经疾病多导致视神经节细胞的凋亡及其轴突的变性,而且一旦凋亡即不可再生。因此,危害重大。

常见的视神经疾病包括视神经炎、缺血性视神经病变、外伤性视神经病变、压迫性视神经病变、视神经肿瘤等。

目前,针对视神经疾病多以控制病情发展为主要治疗目的,因此,早期诊断、早期治疗是视神经疾病的预后至关重要。

3. 视神经疾病最主要的表现是什么？

　　视神经疾病患者常常首要感觉就是视力下降，可以准确描述视觉障碍的性质，或仅能说出视物模糊。患者可能没有意识到视力丧失，而是说以前可以做的事情现在做起来很困难，比如会说总是碰到一侧的物体或出现驾驶困难。病史采集所获得的信息有助于确定视力丧失的性质以及辅助疾病的解剖定位。

　　首先，确定视力丧失是单眼还是双眼对疾病的定位至关重要。单眼视力丧失的患者疾病定位于眼球和视神经。双眼视力丧失提示疾病位于视交叉和视交叉后的视路。

　　其次，确定视力丧失出现的时间及病程。突然或急性出现的视力丧失提示血管性的损伤，例如缺血性视神经病变。在几天内发生的亚急性视力下降可能由炎症、肿瘤浸润或脱髓鞘疾病造成。在几周至几月内发生的慢性渐进性视力丧失提示压迫性视神经病变。持续数秒的间断性视力丧失提示由视神经乳头水肿所造成的暂时性视力模糊，而持续数秒至数分钟的间断性视力丧失可能是由于视网膜循环的血栓性疾病。

　　再次，询问伴随的症状和体征。眼球转动时疼痛是视神经炎的典型症状。头疼、下颌运动困难，头皮压痛，体重下降，发热或盗汗提示巨细胞动脉炎的可能。

　　最后，系统回顾既往的病史，包括药物史和家族史，对于评价视神经疾病的缺血、中毒和遗传模式等因素会有帮助。

4. 视神经疾病需要哪些检查？

　　常用的视功能检查手段包括视力、视野、色觉、亮度对比、瞳孔检查、检眼镜检查、电生理检查等。

　　视力是最早进行的检查之一，但视力是敏感性最差的视功能检查方法。如果存在视力下降，需要警惕视神经疾病。但是，如果视力很好，不能排除视神经疾病。

视野检查在评价视神经功能时非常重要。中心30°视野更加重要,显著的神经眼科病变所引起的视野缺损至少95%位于中心视野。面对面的视野检查是筛查中央视野缺损的有效方法,不但可以有效判断,而且可以避免混淆。检查者应坐在离患者1米远处,遮盖患者的一只眼,然后检查者将手指放在一个象限,要求患者数出手指的数目,接下来采用相同的方法依次检查其他3个象限。另一只眼也用相同的方法进行检查。如果患者不能正确地识别所有的象限,则说明患者存在视野缺损。

视神经疾病经常出现色觉丧失,就是患者发生色盲,并且可能先于视力或视野的丧失。除色觉完全丧失外,也可能出现色彩不饱和。一个明亮的红色测试物如瓶盖,获得性色觉异常的患者会说受累眼的颜色显得"淡",或红色显得"发黄"或"发粉"。

强光照射试验检查相对传入性瞳孔障碍是视神经疾病最好的客观检查方法,因此,如果怀疑是视神经疾病一定要进行相对传入性瞳孔障碍检查。方法为:手电光双眼间持续运动;照到健眼(右眼),双眼瞳孔缩小,照到患眼(左眼),双眼瞳孔扩大;患眼(左眼)存在相对性瞳孔传入障碍(图8-2)。

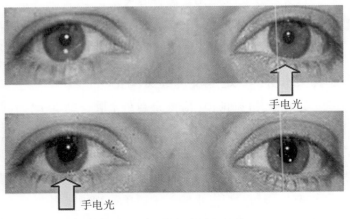

手电光

手电光

图8-2 强光照射试验检查

　　细致的检眼镜检查同样是视神经病变检查最基本的部分。通过评价视神经乳头的颜色、大小、形状、轮廓和视杯的范围，以及由视神经乳头边界发出的神经纤维的清晰度和数量，可以帮助判断视神经疾病的性质。

二、视 神 经 炎

◆ "视神经乳头水肿"一定是视神经炎吗？

◆ 视神经炎是一种什么样的疾病？

◆ 视神经炎相关疾病有哪些？

◆ 特发性视神经炎有哪些临床特征？

◆ 视神经炎需要做哪些检查？

◆ 视神经炎应不应该行腰椎穿刺？

◆ 视神经炎应当如何治疗？

◆ 儿童视神经炎有哪些临床特征？

◆ 视神经炎和多发性硬化是怎样的关系？

◆ 视神经炎和视神经脊髓炎是怎样的关系？

1."视神经乳头水肿"一定是视神经炎吗？

　　视神经乳头水肿，准确地说，应该是视盘水肿。轴突运输在筛板处发生梗阻，即出现视盘水肿。视盘水肿可以是视神经压迫、缺血、炎症、代谢障碍或毒性损害所致。视乳头水肿特指由颅内压增高引起的视盘水肿。获得性视盘水肿的常见病因有前部缺血性视神经病变和前部视神经炎（即视神经乳头炎）。因此，视盘水肿并不单单是视神经炎。

　　实质上，只有一部分的视神经炎患者会出现视盘水肿，即前部视神经炎，或称视神经乳头炎、视盘炎。多见于青少年。临床表现为急性视力下降，一般持续数天，通常为单眼，多伴有眼眶痛并随眼球运动加重。视盘水肿可轻可重，多为充血，但少见视盘周围出血。

缺血影响到视神经筛板或筛板前部分会导致视盘水肿，即前部缺血性视神经病变。多见于中老年，且存在高危视盘和血管危险因素。临床表现为单眼、无痛性视力下降，突发往往是一夜之间，多为水平性或弓形视野缺损。视盘水肿可表现为充血或苍白，通常伴有视盘边缘火焰状出血。

颅内压增高患者可出现视盘水肿，即视神经乳头水肿。临床表现多为颅内压增高相关症状，包括头痛、恶心、呕吐及搏动性耳鸣；视觉症状包括一过性视物模糊和复视。视乳头水肿多为双侧且对称。

视神经近段的压迫可以导致视盘水肿，主要是肿瘤压迫所致。临床表现多为肿瘤相关症状，包括眼球突出、移位，早期视力受损轻微，表现为隐匿或慢性进展的视力下降。视盘通常仅有轻度至中度的水肿或充血，通常没有视盘周围出血。

2. 视神经炎是一种什么样的疾病？

视神经炎是由于特发性、炎症性、感染性或脱髓鞘等原因导致的视神经炎症的总称。

视神经炎最常见的类型是特发性视神经炎，约1/3患者可以发展为多发性硬化。对于中国人，也较多地发展为视神经脊髓炎。另外，还存在其他炎性和感染性视神经病，如病毒性、病毒感染后以及继发于梅毒、结节病和狼疮等自身免疫病的视神经炎，最常见的有梅毒、艾滋病、莱姆病、猫抓病、系统性红斑狼疮、韦格纳（Wegener）肉芽肿等。

因此，对于视神经炎而言，关键是查明病因！只有这样，才能避免延误严重疾病，防止复发。

3. 视神经炎相关疾病有哪些?

（1）多发性神经病

吉兰-巴雷综合征、米勒-费希尔综合征、慢性感染性脱髓鞘性多发性神经根性神经病。

（2）感染性疾病

细菌感染包括梅毒、结核病、莱姆病、猫抓病、惠普尔（Whipple）病、布鲁菌病、溶血性链球菌感染、脑膜炎双球菌感染、痤疮丙酸杆菌感染；真菌感染包括曲霉菌病、组织胞浆菌病、隐球菌病；立克次体感染，支原体感染；寄生虫感染如弓形体病、弓蛔虫病、囊虫病；病毒感染包括腺病毒感染、甲型肝炎、乙型肝炎、巨细胞病毒感染、柯萨奇B病毒感染、风疹、水痘、带状疱疹、单纯疱疹、EB病毒感染、麻疹、流行性腮腺炎、流感、人类嗜T细胞病毒（HTLV）-1感染、海绵状脑病、艾滋病相关疾病。

（3）疫苗接种

包括天花、破伤风、狂犬病、流感、乙型肝炎、卡介苗、炭疽、麻腮风三联疫苗、结核菌素试验。

（4）局部感染或炎症

包括鼻旁窦炎、黏液囊肿、恶性外耳道炎等。

（5）系统炎症或疾病

包括白塞（Behcet）病、炎症性肠病、瑞特（Reiter）综合征、结节病、系统性红斑狼疮、干燥综合征、结缔组织病、类风湿性关节炎。

（6）混杂疾病

包括多灶性脉络膜炎、鸟枪弹样脉络膜视网膜病变、急性后部多病灶性鳞状色素上皮病变、自身免疫性视神经病、家族性地中海热、蜂蜇伤、蛇咬伤、产后视神经炎、球后视神经炎伴无色素性视网膜色素变性、视神经脊髓炎、内分泌疾病伴复发性视神经脊髓炎。

4. 特发性视神经炎有哪些临床特征?

特发性或脱髓鞘性视神经炎的典型临床表现包括：① 急性、多单侧性视功能下降，视力下降可以从20/20至无光感，视野为视神经性视野缺损；② 单侧或不对称病变可出现相对性瞳孔传入障碍；③ 眼周疼痛（90%），特别是在眼球运动的时候明显；④ 视盘正常（65%）或水肿（35%）；⑤ 多年轻成人发病（小于40岁），但可见于任何年龄；⑥ 最终视力可改善，多在数周内恢复至正常或接近正常（90%），约88%在15天内视力至少提升一级，约96%在30天内视力至少提升一级；⑦ 视力恢复期持续数月到一年；⑧ 患者可能主诉存在残余视功能损害，包括对比敏感度、色觉、立体视觉、光亮度、视力、视野等。

当然，部分视神经炎的临床特征并不典型，包括：① 成人双眼同时发病的视神经炎；② 缺乏疼痛；③ 严重头痛，如蝶窦炎；④ 炎症性眼病，包括前葡萄膜炎、玻璃体炎症、黄斑渗出或星芒状水肿、视网膜渗出或炎症；⑤ 严重的视盘水肿；⑥ 显著的视盘出血；⑦ 缺乏明显的视功能改善，或1个月后的视功能恶化；⑧ 发展3周后视力改善不足提升一级；⑨ 年龄大于50岁；⑩ 既往诊断系统性疾病或存在证据，免疫性疾病如结节病、韦格纳肉芽肿病、系统性红斑狼疮，感染性疾病如莱姆病、结核病、艾滋病，高血压、糖尿病等严重血管病；⑪ 激素敏感或激素依赖性视神经病变。

因此，如果眼底检查发现异常，包括湿性黄斑病变、严重视盘水肿合并明显出血、视网膜棉絮渗出斑、玻璃体细胞、苍白色视盘水肿、视网膜动脉狭窄、视网膜病，需要认真进行鉴别诊断，以明确是否是视神经炎。

5. 视神经炎需要做哪些检查?

视神经炎所需的检查依赖于病史和体检，特别是针对感染或炎症性疾病。

针对不典型的视神经炎，应该考虑进行额外的检查，如腰椎穿刺和实验室研究，梅毒血清学、抗核抗体和胸部X线都是需要的。

另外,炎症性自身免疫性视神经炎患者通常表现为激素敏感型或激素依赖型视神经病变,持续进展或反复发作的。

如果患者出现单眼或双眼的视神经病变,并导致急性或亚急性视力丧失,并伴有横断性或上行性脊髓病,则需要警惕视神经脊髓炎。

因此,典型视神经炎不需要进行实验室检查或腰椎穿刺。不典型视神经炎可能需要的检查包括:① 胸部X线;② 梅毒血清学检测;③ 免疫系统疾病筛查;④ 血清生化检查;⑤ 全血计数;⑥ 腰椎穿刺;⑦ 疫区的莱姆病血清学检测。

另外,所有视神经炎患者均需查头颅磁共振。不典型视神经炎还需要检查视神经磁共振增强+脂肪抑制。

6. 视神经炎应不应该行腰椎穿刺?

视神经炎患者可出现类似多发性硬化的脑脊液异常,包括细胞增多、蛋白质升高、IgG升高、寡克隆区带、髓鞘碱性蛋白和脂蛋白抗体、髓鞘碱性蛋白升高。

然而,腰椎穿刺并没有额外的视神经炎的诊断价值,而且,视神经炎发作时的脑脊液正常并不能排除多发性硬化的发展可能性。

视神经炎患者的脑脊液寡克隆区带可以作为头颅磁共振检查正常者发展为多发性硬化的预测指标,但不能作为头颅磁共振检查异常者发展为多发性硬化的预测指标。因此,视神经炎脑脊液异常是否作为多发性硬化发展的预测指标,目前尚没有明确定论。

7. 视神经炎应当如何治疗?

特发性视神经炎的自然病程一般为:① 视力恶化,数日至2周;② 视力恢复,大约发作后3周开始,初期恢复快速;③ 发作后5周左右,视力恢复接近完全;④ 视力恢复总时程大约1年。

研究证实,视神经炎不经任何治疗的自愈率可达90%,可在数周内恢复至20/40或更好的视力。但是,多发性硬化的5年发病率超过31%。因此,目前视神经炎的治疗措施,主要是加快视力恢复和减少多发性硬化的发病。

目前,国际上公认的视神经炎治疗方案,主要依据ONTT和CHAMPS两项国际性的临床试验。ONTT研究证实,口服治疗不但不能改善视力恢复,而且会增加再次发作风险。静脉治疗虽然不提高视力改善率,但可加快视力恢复,缓解疼痛,减少多发性硬化的风险。推荐的治疗方案:甲泼尼龙1克/天,静脉滴注3天;泼尼松龙1毫克/千克,口服11天,减量为40毫克/天、20毫克/天。CHAMPS试验主要是针对多发性硬化高危发病的视神经炎患者,以大剂量激素冲击治疗为基础,联合给予干扰素β-1a注射液30微克,每周1次肌内注射,可显著降低多发性硬化的发病风险。因此,干扰素β是多发性硬化疾病修正药物的首选。

8. 儿童视神经炎有哪些临床特征?

儿童视神经炎的临床特征与成人不同。儿童视神经炎通常能够自行视觉复苏,然而,相当数量的患者(22%)保留视力残疾。磁共振检查显示颅脑无异常者可能会有更好的视觉恢复。另外,儿童视神经炎更有可能双侧发病,并且往往有更好的视觉预后。

儿童视神经炎的临床特征包括:① 更容易双侧发病;② 更容易发生视神经乳头炎;③ 后期的残存视力可能更差;④ 更可能跟病毒等类感染性疾病相关;⑤ 不容易进展为多发性硬化。

9. 视神经炎和多发性硬化是怎样的关系?

特发性视神经炎可以发展为多发性硬化,特发性视神经炎患者有25%～35%的风险会发生多发性硬化。

磁共振扫描异常是视神经炎最终发展为多发性硬化的最好的预测指标,包括初次发作的合并异常以及随访过程的新发异常,预示着时间和空间的多发,对多发性硬化的早期诊断具有高度的敏感性和特异性。

多发性硬化更多见于脑脊液IgG异常者。另外,多发性硬化更多见于存在人类白细胞抗原HLA-DR2和HLA-B7组织分型的患者,但是,对于视神经炎患者,并不推荐常规进行人类白细胞抗原筛查。

研究证实,特发性视神经炎进展为多发性硬化的高危因素包括:① 磁共振扫描示异常(3处或以上病变);② 曾有非特异性神经征象;③ 脑脊液寡克隆条带增加;④ 脑脊液IgG水平增加;⑤ 既往曾发作视神经炎;⑥ HLA-DR2和HLA-B7阳性。

特发性视神经炎进展为多发性硬化的低危因素包括:① 磁共振扫描正常;② 缺乏疼痛;③ 明显的视盘水肿;④ 视网膜渗出和黄斑星芒状渗出;⑤ 双眼同时发病;⑥ 儿童期发病。

10. 视神经炎和视神经脊髓炎是怎样的关系?

视神经脊髓炎是一种特发性、自身免疫性、严重的炎症性疾病,可导致星型胶质细胞死亡、视神经和脊髓脱髓鞘。

临床特征包括:① 通常为年轻患者;② 无性别差异;③ 亚洲人种更常见;④ 罕有家族史;⑤ 病理不同于多发性硬化,小脑几乎不累及,受累组织挖空现象更常见,罕见胶质细胞增生,脑皮质下弓形纤维多不累及;⑥ 临床表现可能存在发热、咽痛、头痛等前驱症状,视力丧失可先后迟于截瘫,通常双侧(可间隔数天),快速进展,通常很严重,视野缺损以中心暗点最常见;⑦ 检眼镜检查可见多数呈双侧轻度视盘水肿但亦可正常,偶尔视盘水肿严重并伴有静脉扩张和广泛的视盘周围渗出,视网膜血管可能有轻度狭窄;⑧ 视力预后,通常有一定程度的恢复,多在数周到数月,有些患者出现永久性严重视力损害;⑨ 截瘫,即横断性脊髓炎,突然发病并严重,通常有一定程度恢复但亦可永久性完全截瘫,脊髓磁共振通常显示异常达到甚至超过3个节段,可能有低头曲颈触电样征、阵发性强直性痉挛、神经根痛;⑩ 病程可单相或复发；⑪ 相关征象，罕有脱髓鞘周围神经病变，罕有 HIV 感染、系统性红斑狼疮、抗磷脂抗体病、肺结核；⑫ 实验室检查，通常脑脊液细胞增多，寡克隆带少见，罕有颅内压升高；⑬ 治疗，可对激素有反应，静注丙种球蛋白。

　　视神经脊髓炎的预后很差。视神经脊髓炎缓解和复发的周期更加频繁、反复，则病情更危重，视力损害更加严重，而且，往往伴随着截瘫。

三、缺血性视神经病变

◆ 什么是缺血性视神经病变？

◆ 缺血性视神经病变是如何发病的？

◆ 非动脉炎性前部缺血性视神经病变有哪些危险因素？

◆ 非动脉炎性前部缺血性视神经病变有哪些临床表现？

◆ 非动脉炎性前部缺血性视神经病变需要做哪些检查？

◆ 非动脉炎性前部缺血性视神经病变是否需要激素治疗？

◆ 非动脉炎性前部缺血性视神经病变如何抗凝治疗？

◆ 国际推荐的前部缺血性视神经病变治疗策略是怎样的？

◆ 前部缺血性视神经病变会不会再次发作？

1. 什么是缺血性视神经病变？

　　缺血性视神经病变是一类视神经缺血导致的病变，是50岁以上患者最常见的视神经疾病。

　　根据发生视力丧失时是否存在视盘水肿对这一疾病进行分类，可分为前部缺血性视神经病变（视盘水肿）和后部缺血性视神经病变（视盘无水肿）。前者较为常见，而后者相对少见且仅作为一种排除诊断。

前部缺血性视神经病变的发生可以与系统性动脉炎相关，最多见的为巨细胞动脉炎，名为动脉炎性前部缺血性视神经病变，我国罕见发病。前部缺血性视神经病变的发生与系统性动脉炎无关者称为非动脉炎性前部缺血性视神经病变，是我国患者的常见类型。

2. 缺血性视神经病变是如何发病的？

视神经的血液供应来自眼眶内眼动脉的分支，而视盘另有一独特的血液供应（睫状后动脉）（图8-3）。

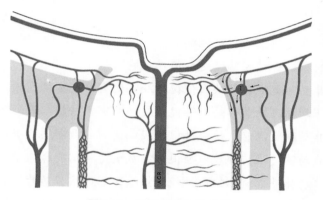

图8-3　视神经的血液供应

睫状后动脉血液供应不足，引起视神经组织供氧不足，最终导致视神经部分或全部损伤，相当于视神经一个小的"卒中"。不像"脑卒中"事件，视神经的"小卒中"并不导致肢体无力、麻木或语言功能丧失，也不因此而增加以后发生经典型卒中的风险，它也不伴眼痛或头痛。患者可能感觉到视力下降，或难以看到中心注视点的上方或下方视野。血液供应的缺失会导致视神经水肿，通常伴有出血。出血和水肿最终消退，随后出现视盘苍白（视神经萎缩），并遗留部分轴突永久性不可逆损伤。

视神经血液供应不足的原因还没有完全弄清楚，但在小视盘的患者更经常发生。当血压突然下降或许就会出现（手术或外伤事故失血导致的血压下降）。抽烟、糖尿病、高血压或高血脂的患者发生前部缺血性视神经病变的风险更大。

少数前部缺血性视神经病变患者可能有动脉炎，最常见于高龄患者，通常伴有咀嚼疼痛感或头皮紧张感。动脉炎患者往往既往有短暂的视力丧失和恢复的病史，也常常伴有体重减轻、发热、肩关节和髋关节疼痛的病史。年轻患者发生前部缺血性视神经病变者，偏头痛病史可能会起到一定的作用。

3. 非动脉炎性前部缺血性视神经病变有哪些危险因素？

首先，非动脉炎性前部缺血性视神经病变患者几乎都存在解剖学基础，即视神经乳头呈典型的高危视盘：小杯盘比或无杯盘比，多小于0.1。

其次，60%以上的非动脉炎性前部缺血性视神经病变存在一个或多个动脉硬化有关的危险因素，如高血压、糖尿病等。因此，高血压、高血脂、高血糖的"三高"患者须警惕"缺血"导致的疾病，如心肌梗死、脑梗死。同时，视神经、视网膜也会因"缺血"而致病，如缺血性视神经病变、视网膜中央动脉阻塞，它们都是眼科的急症，一旦发病应该尽快到医院就诊治疗。

另外，非动脉炎性前部缺血性视神经病变的危险因素还包括急性失血性疾病或低血压、外伤、手术、感染、炎症性疾病、血液病、血栓性疾病等。

4. 非动脉炎性前部缺血性视神经病变有哪些临床表现？

缺血性视神经病变是一类严重威胁视力甚至致盲的常见视神经疾病

的总称，在发病机制、临床表现，特别是临床处理方面存在诸多争议。中国人群主要类型为非动脉炎性前部缺血性视神经病变，而且以老年人多发，以无痛性视力下降伴视盘水肿为特征。

前部缺血性视神经病变的典型临床征象包括：年龄大于40岁，单侧视力和视野不同程度丧失且视野缺损和视神经病变一致，急性期视盘水肿（通常苍白性），随后视盘萎缩，单眼发病或双眼不对称者相对性瞳孔传入障碍，对侧眼存在高危视盘，潜在血管病危险因素、缺乏前驱征象（如短暂性视力丧失）；通常视力丧失保持静止，偶尔有轻度改善或恶化，终末期视盘呈节段性或弥漫性萎缩但缺乏明显的视杯（图8-4、图8-5）。

年龄小于40岁的年轻人如果有糖尿病、偏头痛、严重高血压包括先兆子痫、口服避孕药等情况，可能发展为缺血性视神经病变。

没有任何血管病危险因素的年轻人出现前部缺血性视神经病变的征象，称为青年性前部缺血性视神经病变。此病更容易复发。

非动脉炎性前部缺血性视神经病变可以双眼同时发作，发病率约为15%。糖尿病患者可出现不典型的前部缺血性视神经病变，即糖尿病性视神经乳头病变，表现为轻微视力下降，通常在数周到数月恢复。

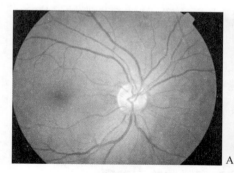
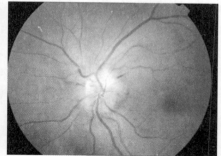

图8-4　前部缺血性视神经病变（A）和高危视盘（B）

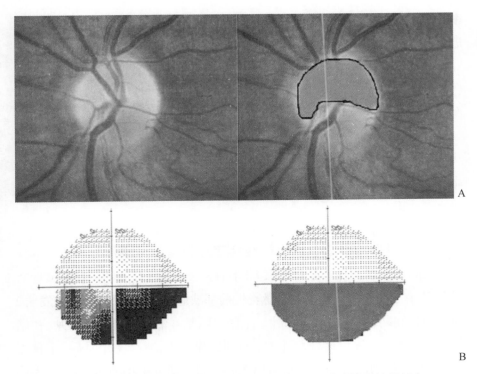

图8-5 前部缺血性视神经病变的视盘萎缩(A)及水平视野缺损(B)

5. 非动脉炎性前部缺血性视神经病变需要做哪些检查？

非动脉炎性前部缺血性视神经病变的视力损害通常为急性发作，继而保持相对稳定；亦有42.7%的患者出现自发的视功能改善；接近25%的患者视功能损害会渐进性恶化，持续数周。

如果视力损害渐进性恶化，需要更进一步检查，以排除浸润性视神经病变可能，如视神经鞘脑膜瘤。

前部缺血性视神经病变如果存在典型临床征象，如急性发作、单侧视力损害、同侧视神经乳头水肿、老年人，不需要进行影像学检查。但是，需要排除是否因巨细胞动脉炎所致。对大于50岁者，需要检查红细胞沉降率、C反应蛋白等指标，以排除巨细胞动脉炎。如果临床征象不典型，需要进行病因诊断。

临床征象不典型的非动脉炎性前部缺血性视神经病变，无论老年人，合并糖尿病、高血压，还是双侧发病的年轻人，复发性非动脉炎性前部缺血性视神经病变，都需要实验室检查以明确有无高凝状态。

针对非动脉炎性前部缺血性视神经病变，应当推荐实验室检查高凝状态的情形包括：① 年龄小于45岁；② 对侧眼没有高危视盘，即小杯盘比；③ 双眼同时发病；④ 同一眼睛复发者；⑤ 复发性血栓性疾病的既往史或家族史。

6. 非动脉炎性前部缺血性视神经病变是否需要激素治疗？

国际上著名的神经眼科专家海瑞（Hayreh S. S.）开展的一项前瞻性对照研究，纳入696例连续的非动脉炎性前部缺血性视神经病变，均在发病2周内的急性期，均存在视盘水肿。干预组除基本治疗加口服泼尼龙，初始量每天80毫克，逐步递减，1个月；对照组仅基本治疗。6个月后，干预组有69.6%的视力改善，40.1%的视野改善。整个研究平均随访3.8年。无论干预组还是对照组，发作6个月内，视力和视野均有不同程度的改善概率。

因此，在非动脉炎性前部缺血性视神经病变的急性期，激素可以降低视盘水肿的程度，其作用机制为减少毛细血管渗透压和液体渗漏。激素干预可更快改善非动脉炎性前部缺血性视神经病变的视盘水肿，有望缓解视神经乳头的毛细血管压迫，改善毛细血管的血流，为视神经乳头提供更好的血液循环。

虽然，另有两项类似的研究没有发现在非动脉炎性前部缺血性视神经病变的急性期，激素干预能够更好地改善视功能。鉴于Hayreh S. S.的研究为前瞻性研究，而且样本量大，推荐针对急性期的非动脉炎性前部缺血性视神经病变，应该早期给予大剂量激素干预，可以加快病情恢复进程，并有望改善视功能（指南证据等级：B）。

7. 非动脉炎性前部缺血性视神经病变如何抗凝治疗？

阿司匹林常常用于非动脉炎性前部缺血性视神经病变的患者，但是，对于改善视功能没有任何帮助。

有学者认为，阿司匹林可以降低对侧眼再次发作非动脉炎性前部缺血性视神经病变的风险。

1995年，桑德森（Sanderson）对101例前部缺血性神经病变进行回顾性研究，均随访3年以上，33例对侧眼再发，23例为非阿司匹林预防者。而相反的是，68例对侧眼没有再发缺血性视神经病变者，47例给予口服阿司匹林。

1997年，贝克（Beck）的回顾性研究显示，口服阿司匹林干预者的非动脉炎性前部缺血性视神经病变对侧眼再发的累积概率为7%，非阿司匹林干预者的累积再发概率为15%，而两者的5年累积再发概率分别为17%、20%。

1997年，库珀史密斯（Kupersmith）发现每周2次或以上口服阿司匹林干预者的非动脉炎性前部缺血性视神经病变对侧眼再发的概率为17.5%，非阿司匹林干预者的再发概率为53.5%。因此，口服阿司匹林可以预防非动脉炎性前部缺血性视神经病变对侧眼再发。

1999年，萨洛蒙（Salomon）的一项52例非动脉炎性前部缺血性视神经病变的回顾性研究，16例未口服阿司匹林，8例再发（50%）；8例口服阿司匹林100毫克/天，3例（38%）再发；28例口服阿司匹林325毫克/天，仅5例（18%）再发。另外，未口服阿司匹林者，再发间隔为63个月，口服阿司匹林325毫克/天者，再发间隔为156个月。

考虑到非动脉炎性前部缺血性视神经病变和心脑血管疾病发病风险的可能相关性，而阿司匹林的应用可以减少心脑血管疾病患者的发病率和病死率，现有的循证医学证据推荐给予阿司匹林口服以预防非动脉炎性前部缺血性视神经病变的再发，如果不存在服用阿司匹林的禁忌，剂量推荐325毫克/天。

8. 国际推荐的前部缺血性视神经病变治疗策略是怎样的？

　　非动脉炎性前部缺血性视神经病变是中国老年人群最常见的急性视神经疾病，发病突然，视功能损害严重。遵循国际推荐的循证医学证据，按照规范的诊疗流程，可以达到改善视功能的目的。

　　针对前部缺血性视神经病变（视盘水肿），判断临床征象是否典型。如果临床征象不典型，如年龄小于40岁、双眼同时发作等，需要排除自身免疫性视神经病等情况。如果临床征象典型，则需要排除巨细胞动脉炎，实验室指标为红细胞沉降率、C反应蛋白。

　　如果排除巨细胞动脉炎，确诊非动脉炎性前部缺血性视神经病变，需要根据发病的不同时期适时调整治疗方案。

　　目前的研究证实，非动脉炎性前部缺血性视神经病变的病理机制是筋膜间隔综合征，即视盘循环功能障碍导致视盘水肿、压迫而造成视神经的筋膜间隔综合征，阻断轴浆流，视网膜神经节细胞死亡。

　　急性发作期，即发病2周内且视盘水肿，应当给予大剂量激素治疗，推荐方案：甲泼尼龙冲击治疗。同时，建议给予强效扩血管和改善微循环治疗。

　　慢性恢复期，即发病超过1个月视盘水肿消退，可以给予神经营养药物治疗，推荐方案：胞磷胆碱1 600毫克/天，持续120天。

　　健康眼高危视盘者（小杯盘比≤0.1），且存在血管性危险因素如高血压、糖尿病、动脉粥样硬化，应当给予抗凝剂预防健康眼的再发作，推荐方案：阿司匹林100毫克/天。阿司匹林应用于动脉炎性缺血性视神经病变时，有研究建议，第一眼发病后应用3个月对减少第二眼发病有帮助；但也有研究认为，没有明显帮助且存在出血风险，对于非动脉炎型缺血性视神经病变，不推荐使用阿司匹林。

9. 前部缺血性视神经病变会不会再次发作？

　　非动脉炎性前部缺血性视神经病变在同一眼睛复发的概率很罕见。一项纳入594例非动脉炎性前部缺血性视神经病变的病例研究中，有45

例（7.6%）发生同一眼睛的复发。尽管同一眼睛复发的概率低，另一眼睛复发的概率可高达73%。

一项纳入438例前部缺血性视神经病变的病例研究，包括388例非动脉炎性前部缺血性视神经病变、50例动脉炎性前部缺血性视神经病变，动脉炎性前部缺血性视神经病变双眼发病的风险是非动脉炎性前部缺血性视神经病变的1.9倍；随访3年，非动脉炎性前部缺血性视神经病变双眼发病的概率是26%。

一般而言，双眼发病的非动脉炎性前部缺血性视神经病变，双眼视力、色觉、视野的最终结局相似。然而，有研究显示，双眼发病的非动脉炎性前部缺血性视神经病变，第二眼的视功能跟第一眼缺乏相关性。对于50岁以上患者，第二眼的视功能结局要优于第一眼；对于年轻患者，第二眼的视功能结局不能依照第一眼预测。

四、外伤性视神经病变

◆ 外伤性视神经病变有哪些类型？

◆ 视神经挫伤的解剖学基础是什么？

◆ 视神经挫伤最常见的致伤部位在哪里？

◆ 如何诊断视神经挫伤？

◆ 视神经挫伤的治疗措施有哪些？

◆ 视神经管减压手术的手术指征有哪些？

◆ 视神经管减压手术的治疗时机是何时？

◆ 国际推荐的视神经挫伤治疗流程是怎样的？

1. 外伤性视神经病变有哪些类型？

外伤性视神经病变最常见于男性，多发生于机动车和非机动车事故，约5%的头部外伤患者可表现出视觉系统不同部位的损伤。外伤性视神经病变的类型包括：① 头部钝挫伤所致的加速－减速损伤，由于头部快速前冲遇阻后急速减速，而产生的剪切力导致血管、神经分离，即视神经间接损伤（视神经挫伤），此为最常见类型；② 视神经管骨折、视神经管或眶尖血肿压迫造成的眶间隔综合征，为眼科急症；③ 视神经直接损伤；④ 视神经完全或部分撕脱；⑤ 视神经鞘血肿。

2. 视神经挫伤的解剖学基础是什么？

视神经挫伤是外伤性视神经病变最常见的一种类型，危害巨大，轻者视力下降，重者失明，是眼科的急症、重症。

视神经挫伤即视神经的间接损伤，是由视神经远距离的外力通过骨质或眼球的移动传导造成的视神经冲击性损伤，损伤后可以没有外部或最初眼底损伤的表现，却有不同程度的视力损害。

视神经管内段是最易受到间接损伤的部位。视神经管位于蝶骨小翼两个基底之间，内容物包含视神经、脑膜、眼动脉和交感神经纤维（图8-6）。视神经管是一个狭窄的骨性管腔，视神经管内段视神经被硬脑膜

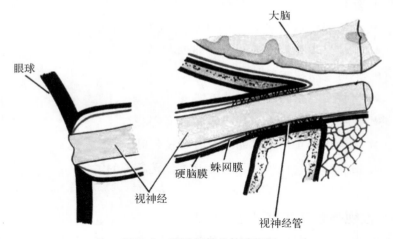

图8-6　视神经管的特殊解剖

固定,在视神经孔处,视神经周围包绕的硬脑膜和管腔内壁的骨膜融合为一层而被牢牢固定于周围的骨膜和骨壁。

视神经管的特殊解剖关系使得视神经管内段视神经易于受到外伤的影响:一旦头颅受到外力打击,外力通过骨壁传导至视神经管,骨壁、骨膜、硬脑膜发生位移,而视神经没有位移,产生相对剪切力导致视神经损伤。受损伤的视神经继而发生水肿,在空间有限的骨性管腔内部只能"欺软怕硬",自己"受罪"、受压迫。同时,骨性管腔内的骨膜撕裂或牵拉会引起视神经硬脑膜下出血,压迫视神经,出现"筋膜间隔综合征",对视神经造成生理性横断。

由于机械性外力剪切损伤、水肿性损伤、生理性横断共同作用,视神经出现暂时的甚至是永久的损伤。

3. 视神经挫伤最常见的致伤部位在哪里?

颅眶解剖结构的特殊性,颜面部、眼眶骨折及闭合性的头部外伤,均可累及视神经的任何部位,造成视神经挫伤。

视神经挫伤最多见于交通事故,尤以不戴头盔的摩托车或自行车事故多见,其次是高处坠下、暴力击伤等。

致伤部位多在眉弓外侧区,即颞侧额部(包括前额部、眶上嵴颞骨区)。因此,头部外伤须警惕视神经挫伤。

由于视神经挫伤多伴有严重的颅脑外伤,常常容易被忽视,而视神经挫伤的干预时间越及时治疗效果越好,最好能够在伤后8小时内开始干预。因此,一旦发生头部外伤应该警惕视神经挫伤。

4. 如何诊断视神经挫伤?

外伤后视力下降、视野缺损以及传入性瞳孔对光反射异常是诊断视神经挫伤主要的临床依据。

瞳孔检查是一种客观检查,不仅可以有效评判视觉功能的损害程度,而且可以评估虚假的或者夸大的病情。进行瞳孔检查需要患者的配合最小，从而使得瞳孔检查对于进行其他检查很难配合的婴幼儿、老年人及重病患者来说尤其重要。

瞳孔检查的内容主要包括：① 瞳孔的形态和大小；② 是否存在瞳孔不等大；③ 是否存在相对性瞳孔传入障碍；④ 瞳孔光反射；⑤ 瞳孔近反射。

瞳孔检查对诊断视神经挫伤至关重要，因此，每一位外伤患者应该进行瞳孔检查，特别是相对性瞳孔传入障碍。

另外，一旦怀疑视神经挫伤，患者应行层厚1.5毫米的高分辨率CT检查（水平＋冠状），检查部位包括眼眶、视神经管、海绵窦。

5. 视神经挫伤的治疗措施有哪些?

视神经挫伤的治疗措施主要包括糖皮质激素冲击治疗、视神经管减压手术、神经营养治疗。

目前，视神经挫伤的治疗存在诸多争议，因此，视神经挫伤的治疗应该是根据每一个特定患者的状况的个体化治疗。所有的治疗措施，特别是有创的，均应慎重，一定要充分考虑可能的益处和危害，并结合患者的个体情况，制定最可能有益的治疗方案。

首先，对于头颅多发伤患者，应进行详尽的眼科检查是明确有无视神经挫伤，以便及早治疗。

大剂量糖皮质激素冲击治疗仍应该是目前视神经挫伤的首选治疗方案，而且易早期应用，3～5天无效而止，以避免副作用发生。

对于视神经管减压术，应严格掌握适应证，只有那些通过严格的临床评估确定可能得益的患者，可以考虑进行。

另外，可以应用其他辅助治疗，如神经生长因子、血管扩张剂（如钙拮抗剂）、能量合剂、吸氧、维生素B_1、维生素B_{12}、脱水剂等，可能对视功能的恢复有一定的作用。

6. 视神经管减压手术的手术指征有哪些?

手术指征有: ① 迟发性视力丧失,且大剂量糖皮质激素治疗12小时无明显改善者; ② 糖皮质激素治疗后起初有改善,随即视力又恶化者; ③ CT发现视神经管骨折以及视神经内出血者。

受伤后视力进行性下降或伤后数小时、数天出现迟发性视力障碍,有残余视力者,提示视神经被水肿或出血所压迫,这是视神经管减压术的较佳适应证,早期手术干预一般预后较好。

7. 视神经管减压手术的治疗时机是何时?

视神经管减压手术的时机一直是临床医师关注的问题之一。国内学者通过建立视神经挫伤和不同时间减压动物模型,证实外伤后48小时减压较14天减压可较好地保存视网膜的形态。因此,视神经挫伤应该尽早进行视神经管减压手术,以解除视神经的挤压。但是,视神经挫伤常伴有其他严重危及生命的外伤,而且,临床医师往往对视神经挫伤关注不够,致使多数视神经挫伤患者贻误了治疗时机。

目前国际上对视神经管减压的手术时机存在争议。虽然有文献报道患者外伤2周甚至数月后行视神经管减压术治疗视力仍有改善,但是,多数学者认为手术时机最好在外伤后7天以内。

8. 国际推荐的视神经挫伤治疗流程是怎样的?

目前,对于外伤性视神经病变的治疗,多遵循比利克(Bilyk)和斯坦萨皮尔(Steinsapir)在1994年分别提出的治疗建议。

首先,应该进行详细的眼科检查,以排除视力下降的原因并除外眼球破裂伤。

如果存在骨膜下血肿,则应行外眦切开引流术。如果无明确糖皮质激素使用禁忌且受伤8小时内,应立即给予大剂量糖皮质激素冲击治疗。建议:30毫克/千克的甲泼尼龙静脉注射,然后每小时以5.4毫克/千克的速度连续输注24小时，或者2小时后给予15毫克/千克的甲泼尼龙，每6小时给予1次直到72小时。如果受伤超过24小时，则没有给予糖皮质激素的指征。

另外，患者应行层厚1.5毫米的高分辨率CT检查（水平＋冠状），检查部位包括眼眶、视神经管、海绵窦。

如果有骨折或压迫视神经可能，则应行视神经管减压术。

最初的12小时内，应每隔2～4小时检查视功能，如果大剂量糖皮质激素冲击能够改善视力，则72小时后改口服糖皮质激素逐渐减量。

如果糖皮质激素冲击12～24小时后视力无改善，则可以考虑行视神经管减压术。

如果患者丧失知觉或存在眼球损伤，则不考虑手术；视神经损伤超过7天，亦不考虑手术。

五、假 性 脑 瘤

◆ 什么是假性脑瘤？
◆ 假性脑瘤的病理基础是什么？
◆ 假性脑瘤有哪些临床表现？
◆ 假性脑瘤需要哪些检查？
◆ 如何治疗假性脑瘤？

1. 什么是假性脑瘤？

当存在视乳头水肿而无肿瘤的证据，颅内压升高的状态，称为假性脑瘤，即特发性颅内压增高。

目前，大部分的神经眼科医师都以视乳头水肿特指颅内压升高所致的视盘肿胀,而以视盘水肿来描述获得性视盘肿胀。获得性视盘水肿可根据特定的病因进行分类,例如前部缺血性视神经病变(血管梗阻)或视神经炎(脱髓鞘病变或特发性炎症)。

视神经乳头水肿的检眼镜下特征:① 双侧视盘水肿,可以是非对称的;② 视乳头周围神经纤维层混浊;③ 视盘充血;④ 自发性静脉搏动消失;⑤ 静脉扩张;⑥ 出血;⑦ 渗出;⑧ 棉絮斑;⑨ 环形视网膜皱褶帕顿[(Paton)线],在视神经乳头周围区域;⑩ 视杯消失,为晚期体征。

2. 假性脑瘤的病理基础是什么?

脑、脊髓、视神经均被包裹、浸泡在脑脊液的清亮液体内部。假性脑瘤的患者脑脊液回流受阻,继而导致颅内压升高,升高的压力通过视神经鞘(包绕视神经的结构)传递到眼球后部,导致视神经乳头水肿。

引起脑脊液回流受阻的原因目前尚不明确。由于假性脑瘤常见于年轻肥胖女性,提示激素水平可能对发病有一定影响。在一些患者中也发现抗生素或类固醇的使用与假性脑瘤有关;高剂量的维生素A也可导致颅内压增高。而且假性脑瘤也见于儿童、男性和并不超重的患者。

3. 假性脑瘤有哪些临床表现?

颅内压升高最常见的症状是头痛和视力丧失。头痛可发生在任何部位,颈后部常见,性质通常是持续稳定的,也可能是搏动性的。头痛程度可能会非常严重,以至于患者会在夜间睡眠中痛醒,但是性质与偏头痛不同。俯身、弯腰可能加重头痛。

视神经肿胀最终将导致视力损失,表现为视物变暗、模糊。患者可能会发现很难看清周边的事物。患者经常会出现持续数秒的视觉障碍(常与俯身或弯腰有关)。不过虽然视觉上的"昏暗"会令人不安,但只是临床表现,不会增加视力丧失的风险。升高的颅内压还会损伤支配眼球运动的脑神经,导致复视。

患者也可出现耳鸣。压力显著升高，尤其是伴严重头痛时，可出现恶心和呕吐。

眼底检查发现视神经乳头水肿是诊断患者存在假性脑瘤的最重要线索。药物散瞳后进行眼底检查，通常可发现双侧视神经乳头水肿。视野检查可发现周边视力受损，而中心视力保留。视神经乳头水肿和视野损伤的程度是评估是否需要治疗以及评价治疗效果的最重要指标。

医师通常应该用手电筒交替照射双眼来观察双眼受累的程度是否一致，即进行相对传入性瞳孔障碍检查。

患者还可能会出现眼球运动障碍，表现为复视或视物模糊。

4. 假性脑瘤需要哪些检查？

由于肿瘤、动静脉瘘和颅内静脉血栓形成均可导致类似的症状和体征，因此，磁共振成像（MRI）检查结果正常是诊断假性脑瘤的必要条件。

另外，要确定诊断还需要进行腰椎穿刺，可以测定颅内的压力，并确定脑脊液的成分是否正常。如果脑脊液中出现异常细胞、炎性细胞或蛋白升高，则提示颅内压升高是感染、炎症或肿瘤导致的。

少数情况下需要进行血管造影，以排除血管异常。

假如治疗后头痛持续存在，可行腰椎穿刺复查，如果颅内压未升高，应进一步寻找导致头痛的其他原因。

重复腰椎穿刺放液治疗失败提示颅内压力持续性升高。

有时颅内压力只是短暂升高，特殊情况下可以将压力传感器置于颅内进行1～2天的持续压力监测（需要住院）。

5. 如何治疗假性脑瘤？

减少脑脊液分泌或增加其回流可降低颅内压。减重治疗（超重患者）可能是有效的。如果维生素A升高，应限制其摄入量。醋氮酰胺用于治疗青光眼，也可通过减少脑脊液分泌降低颅内压；副作用包括手指和脚趾刺痛感、食欲不振和碳酸饮料不耐受,可能会导致味觉改变、尿频和疲劳,极罕见情况下可能引起肾结石,甚至引起骨髓造血异常。其他与乙酰唑胺相似的药物,如醋甲唑胺,可能会产生较少的副作用,但疗效较差。利尿剂也可能有效。

类固醇激素(泼尼松或地塞米松)曾被用于保护视神经,但长期使用可产生显著副作用。脑脊液引流可降低颅内压,腰椎穿刺就可达到放液引流的目的,不过持续分泌的脑脊液在数小时内就会补偿腰椎穿刺所引流出的脑脊液。如果一次引流大量脑脊液,患者会出现低颅内压或腰椎穿刺后头痛。

在椎管和腹腔手术放置引流导管(腰大池-腹腔分流术)可达到持续引流的目的,潜在的并发症有背部局部疼痛和引流管堵塞,可能需要进一步治疗干预。

对于视野损害持续加重或中心视功能受损,而不伴头痛的患者,可以采用视神经鞘减压术,经手术显微镜在眼球后部视神经鞘上打孔减压,以保护视神经免受进一步的损害,患者多能够在术后当天回家。手术并发症包括眼睛发红和复视(通常会消失)。但是在极少数情况下,视力可能变得更糟。视神经鞘减压术并非对所有患者均有效,如果患者有持续性或复发性视力障碍,可能需要再次手术。

非处方止痛药可能部分缓解头痛,但过量应用会导致头痛恶化反弹。假性脑瘤患者同时存在偏头痛的情况并不罕见,因此降低颅内压并不会解除所有头痛,用于治疗偏头痛的药物也可能是有效的。

六、维生素、生活习惯和药物对视神经的影响

◆ 维生素缺乏与视神经病变有什么关系?

◆ 吸烟、喝酒及饮食习惯对视神经有哪些影响?

◆ 甲醇中毒对眼睛伤害严重吗,应如何处理?

◆ 对视神经有损害的药物主要有哪些?

1. 维生素缺乏与视神经病变有什么关系?

维生素是维持生命所必需的一些化合物,到现在为止,已经发现的维生素有20多种。在一种食物中,就某一种维生素来讲,虽然其含量微不足道,但是缺乏它不仅会严重地影响着人体的生长和发育,而且也会引起很多疾病的发生。对眼睛来讲,维生素就显得更重要了,有些眼病,无论是治疗还是预防,都与维生素密不可分,有了这一点点的维生素,就可以防止疾病的发生,如果因摄入量不足或消耗过多而不幸缺乏就会引起眼部的各种病变。

维生素A是维持上皮组织正常功能状态的物质,缺乏时视紫红质难以合成,自然夜间视物困难,也可导致视神经损伤。

维生素B_1在糖代谢中发挥作用,一旦缺乏可引起神经系统的一系列功能障碍,眼科可表现为球后视神经炎、视神经视网膜炎、视神经萎缩、眼肌疲劳及眼球运动神经麻痹。

维生素B_2主要参与生物氧化过程,所以一旦缺乏,将使组织呼吸减弱及代谢强度的低落,眼部病变多见角膜炎、结膜炎、视网膜炎和视神经炎等。

维生素B_6缺乏者可发生睑缘炎、眼睑皮炎、视网膜炎及视神经炎等。

维生素B_{12}是一种亲神经的维生素,它与中枢与周围的有髓鞘神经代谢关系密切。所以一旦缺乏,可引起视神经炎、视神经视网膜炎、视神经萎缩以及对眼睛的放射损伤等。

维生素C在体内参与细胞氧化还原反应,与正常结缔组织的形成或再生有密切关系,缺乏可患维生素C缺乏症(坏血病),主要表现为视神经视网膜毛细血管壁的损害与脆性增加,引起淤点状出血。

　　维生素E缺乏者可导致角膜实质炎、视神经视网膜炎及眼肌麻痹症。

　　综上而言，维生素能防治眼病是肯定的。维生素是一种有机物质，在食物里的含量很少，但是功用却很大，它能够促进身体的发育和生长，增进身体的健康，因此合理补充各类维生素可以有效增强抵抗眼科疾病的能力。

2. 吸烟、喝酒及饮食习惯对视神经有哪些影响？

　　"饭后一支烟，胜过活神仙"，许多烟民常常陶醉在那种欲仙欲醉的生活习惯中，却不知一种无形的杀手正在缓缓地向他袭来。

　　大量吸烟与酗酒对人的身体可产生危害已成为一般性的常识，比如吸烟者比不吸烟者的肺癌发病率明显升高，长期饮酒可引起慢性肝损伤与肝硬化等。你可能不知道的是，它们对眼底和视神经也有损害。

　　由于烟草中所含物质具有收缩血管作用，长期大量吸烟可引起视网膜血管痉挛，诱发缺血性视神经病变，尤其对老年人，心血管系统本来就有硬化、狭窄者，而且还可以引起中毒性弱视。其原因系由于烟草中除含有尼古丁与砷类有毒物质外，还含有一种毒性很强的氢化物。正常人在吸入少量氢化物后，在体内可转化为一种毒性很低的硫氢化物，经肾脏从小便排出。但当过度吸烟导致氢化物在体内蓄积过多，便可引起慢性中毒，使视网膜与视神经受到损害，甚至引起视神经萎缩，从而使视力下降，严重者可导致失明。

　　一个正常人，如果连续5年每天饮白酒超过100毫升，就会引起酒精性肝硬化。过度饮酒，不但可诱发视网膜出血，加重原有的视网膜血管病，而且可以引起如缺血性视神经病变及酒精中毒性弱视。

　　有的人过度吸烟与酗酒成瘾，两者合二为一，则可使烟酒中毒的症状更为加重。因此，为了使这些人摆脱眼疾的困扰，应当时时告诫他们只有尽快放弃不良的生活习惯，才能获得健康与幸福。

3. 甲醇中毒对眼睛伤害严重吗，应如何处理？

有时人们会遇到不法分子用工业酒精勾兑的酒制品，饮用这种甲醇制品可能会导致中毒死亡或失明。

甲醇中毒有哪些症状呢？全身性症状有头痛、头晕、恶心、呕吐、酸痛、盗汗、抽搐、呆滞及心脏受损而死亡；如果抢救存活可能留下失明的后果。甲醇中毒使人失明的主要原因是甲醇对视神经的毒性作用，一般在失明前先有红绿色幻觉、复视、眼皮下垂、瞳孔散大、视力减退及眼球压痛。

甲醇中毒对眼部的损害是难以治愈的，一旦发生需采用一些加强神经营养药物，如维生素 B_1、维生素 B_{12}、胞磷胆碱钠、神经节苷脂等；并辅助以扩张血管药物，如地巴唑等。此外，眼部避免光刺激，防止继续损害视网膜。

为了避免甲醇中毒伤及眼睛的惨剧发生，购买酒制品时务必谨慎。

4. 对视神经有损害的药物主要有哪些？

某些药物可以损伤视网膜与视神经，导致不可逆的视力下降。主要有以下几种。

（1）氯喹

氯喹是一种抗寄生虫药物，特别用于治疗疟疾。其在眼部的损害有两种类型：一种是角膜上皮或上皮下有氯喹沉着。此种病损可逆，停药后可消退。另一种是对视网膜的损害，表现为视力下降与中心暗点，眼底黄斑区色素沉着，晚期视网膜萎缩。这是一种不可逆的病变，甚至有累加作用，即便停药后，损害仍然在增加。

（2）乙胺丁醇

乙胺丁醇是一种治疗结核病的药物，长期使用可以发生视神经炎，主要是损害了视神经乳头黄斑束，故而产生视力减退、中心暗点及色觉障碍。这种损害是可逆的，当病变好转后视力可以恢复，而且再次用药视力亦不下降。

（3）奎宁

奎宁是一种治疗疟疾的药物，大剂量的奎宁可损害视网膜神经节细胞，并引起视网膜小动脉收缩及视野向心性缩小，一般停药后可好转，但如果长期使用，则引起不可逆的改变。

（4）洋地黄

洋地黄是一种抢救心律失常的药物，它可导致视网膜光感受器的中毒，球后视神经炎及中枢性抑制等，从而出现视物模糊、视物变色、视力明显下降，少数人可有暗点或弱视。

（5）链霉素

链霉素常用的一种抗生素、抗结核药物，它除了对听神经影响外，还可损害视神经，引起突发性球后视神经炎或渐进性视神经萎缩。

（6）氯霉素

一般成人每天使用1～2克氯霉素，连用1个月即可引起中毒性视神经炎，停用后部分患者可获改善，但亦有部分患者发展为视神经萎缩，甚至失明，尤其小儿更易发生。

此外，异烟肼、阿司匹林、吲哚美辛、保泰松及氯丙嗪等药物均可对视网膜与视神经产生一定程度的损害。

第九章
眼眶病

一、眼眶肿瘤总论

◆ 单侧眼球突出为哪般？

◆ 得了眼球突出该怎么办？

◆ 什么是眼眶肿瘤？

◆ 有哪些眼眶肿瘤？

◆ 眼眶肿瘤患者有哪些临床表现？

◆ 医师会通过哪些检查帮助诊断眼眶肿瘤？

◆ 患者如何自测得了眼眶肿瘤？

◆ 眼眶肿瘤有哪些治疗方法？

◆ 眼眶肿瘤手术应做到什么效果？

◆ 绝不能掉以轻心，眼眶肿瘤手术很复杂！

◆ 眼眶手术，对手术者经验有要求！

1. 单侧眼球突出为哪般？

很多朋友觉得奇怪，眼睛好好的，怎么会突然突出呢？是不是眼睛里长东西了，是不是得甲状腺功能亢进症（甲亢）了？实际上，很多原因都可

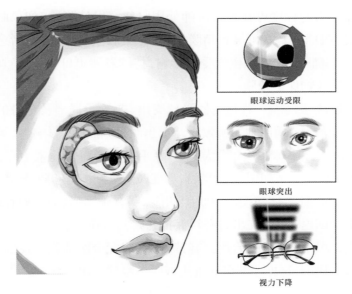

眼球运动受限

眼球突出

视力下降

图9-1 眼球突出

以导致眼球突出（图9-1），而单侧突出最常见的原因是眼眶内和头颅内疾病，但令各位朋友匪夷所思的是，全身疾病如白血病、淋巴瘤等也可引起。

眼球突出有真性和假性两种。假性眼球突出一般是说眼球本身的疾患所引起的眼球增大，比如角膜葡萄肿、轴性高度近视和先天性青光眼等。真性眼球突出从病因上来说，有炎症性、内分泌性、血管性、肿瘤性、先天性、外伤性和少见的寄生虫性等。

一旦发现眼球突出，切莫惊慌，也不要自己猜测，应该第一时间到眼科门诊就诊，争取找到病因并及早治疗。

2. 得了眼球突出该怎么办?

一旦发现眼球突出，应及时到医院就诊，最好到眼眶专科进行全身系统检查，看看毛病到底出在哪里，同时行B超、CT、磁共振等影像学检查，明确诊断。

眼球突出的程度可在眼科医师处用眼球突出计测量,如果眼球突出持续发展,眼球的暴露可导致角膜干燥、感染和溃疡形成,患者会觉得眼干、畏光、刺痛等,工作和生活受到影响,持续发展更可引起严重的后果,此时应使用药物保护角膜。

治疗取决于病因。若是炎性眼球突出,要给予局部及全身的抗生素治疗使炎症消退;局部肿物所致眼球突出明显,视力受影响时,可考虑手术治疗;血管性眼球突出可做局部切除手术或者血管栓塞治疗,效果较好;甲状腺功能异常如甲亢、甲状腺功能减退症(甲减)等所导致的突眼,可口服药物全身治疗和控制甲状腺功能,偶有顽固病例需施行眼眶减压手术使眼球回退;眼球突出时必须保护暴露的角膜等。

总之,对眼球突出的治疗要有针对性,应配合医师及早找出病因,从根本上去除病因,这样才能彻底解决或缓解眼球突出症状。

3. 什么是眼眶肿瘤?

眼睛是心灵的窗口,一双迷人的眼睛往往让人增色不少,可是要说眼眶这个名词,大家就感到陌生了。简单地说,一个人有左右两个眼眶,这两个眼眶实际上是由很多骨壁组成的一个腔;它就像一个房间,房间里装着眼球,以及眼球后面的神经、血管和软组织;房间内还有很多脂肪,像棉花一样软软的,起到缓冲的作用。如果眼球不幸受到外伤,在眼眶和脂肪的保护下,就像一个运动员撑竿跳跳到了一个软垫子上,没那么容易受伤了。

眼眶内所有的组织都有可能发生肿瘤,都称为眼眶肿瘤,也就是说除了眼球本身,发生在眼球与眼眶骨壁之间的肿瘤,包括肌肉、神经和脂肪上的都称为眼眶肿瘤,当然也可以发生于骨壁。

眼眶肿瘤发生的原因有多种,有的是先天性,有的是异常基因变异,有的是转移性的,相当复杂。

4. 有哪些眼眶肿瘤?

简单说,眼眶肿瘤可分成两大类,即良性和恶性肿瘤。

良性肿瘤只是膨胀性地生长,从小到大。如果体积比较大的话,就会压迫周围的神经、血管和肌肉;如果压迫到视神经,患者可能会失明。常见的良性病变有海绵状血管瘤、神经鞘瘤、泪腺多形性腺瘤等。

恶性肿瘤是什么样的呢? 恶性肿瘤可以向周围生长且侵犯骨壁,通过周围的这些孔隙侵害周边结构,还有向眼眶深部,甚至可以往脑子里生长、顺血流转移,直接危及生命。常见的眼眶恶性肿瘤有成人的淋巴瘤、泪腺多形性腺癌,儿童的横纹肌肉瘤等。

5. 眼眶肿瘤患者有哪些临床表现?

眼眶肿瘤刚开始的时候,患者一般没有什么异常感觉,只有肿瘤发展到一定程度才被发现。如果感觉到眼睛胀痛,甚至头晕、头痛,或者发现眼睛肿胀、眼球轻度突出,或者视物模糊、视物重影,就要加以重视,最好去医院检查。中老年朋友发现视力下降了,自己猜测以为是白内障什么的,年轻人发现视力下降了,觉得是自己工作辛苦了、劳累了,从而忽略这些症状而没有及时到医院去看,这是不建议的。

眼眶肿瘤早期到底有没有典型症状可以提示我们呢? 其实还是有一些细微的表现的:① 从外形来看,眼球突出;② 感觉眼部肿胀、头痛、头晕;③ 视物重影或模糊;④ 自检时摸到肿块。如果发现以上情况,应及时看医师。

6. 医师会通过哪些检查帮助诊断眼眶肿瘤?

早期眼眶肿瘤,体积并不大,没有压迫眼球,也没有压迫视神经,可能眼球突出和视力下降的情况也不是很明显,这时候的肿瘤是比较隐秘的。如果肿瘤慢慢长大,压迫眼球使眼球变形,可能造成眼底水肿,患者看门框扭曲,看马路曲折;如果肿瘤压迫到视神经,会发现视力不及以前,看不清对面来的公交车是几路，报纸上的小字也模糊不清甚至看不见。为了帮助判断病情，医师常常会通过眼眶B超、磁共振、CT等影像学的检查来辅助诊断。

7. 患者如何自测得了眼眶肿瘤？

如果出现了上述眼眶肿瘤的早期表现，就需要格外注意。另外，我们推荐如下自测方法：比如轻轻闭眼，把两个手的示指分别放在左右眼球的表面，然后轻轻按压眼球，看两个手指的感觉是不是一样。如果一侧有问题，我们推压这边的眼球时会有阻力，我们称为眶压增高，提示该眼可能有问题。这是一个简单的方法。还有可以轻轻地在眼眶的周围进行类似的检查，照镜子双眼对照。

8. 眼眶肿瘤有哪些治疗方法？

一听自己长了眼眶肿瘤，很多朋友吓懵了，害怕之余赶紧想开刀切除，其实即使是眼眶肿瘤也并不是一概而论的，具体情况要具体分析。有些眼眶肿瘤不必急于去开刀，如儿童长了良性肿瘤，由于孩子太小身体条件差，不适合立即手术；还有眼眶深部的肿瘤，和神经、血管粘连得非常紧密，而且我们初步判断是良性的，那么也可以不立即手术。

大部分的眼眶肿瘤都需要手术治疗，手术治疗的效果还是不错的，当然必须是眼眶专科医师来实施。对于有些肿瘤，特别是恶性的眼眶肿瘤，做完手术以后要进行后续的放疗或者化疗，进一步尽可能地杀死肿瘤细胞。

9. 眼眶肿瘤手术应做到什么效果？

一般发现了眼眶肿瘤，大部分应该尽快做手术，但要在全身条件允许的情况下做手术，这一点非常重要。还有一点，如果得了眼眶的肿瘤，应该到正规的、能够做眼眶病手术的大医院或专科医院去做手术，这样才能保证手术质量。

我们要达到一个医患都满意的手术效果,应该争取做到这样:把肿瘤能够完整地取出来,减少复发;要尽量减少血管、神经、肌肉、骨的损伤,同时不留明显的瘢痕;另外尽可能减少并发症。这是一个成功手术的标准。

眼眶病医师常根据肿瘤的不同位置,选择不同的手术途径来切除肿瘤。常做的手术是在眼周皮肤上切一个口子,这个口子跟皮肤的正常纹理是相平行的,如果缝得非常仔细,可以把这个瘢痕隐藏起来,对于非瘢痕体质的人,时间长了以后几乎是看不到的,可以达到美容切口的效果。同时,又能保证有足够的空间来进行手术操作。

10. 绝不能掉以轻心,眼眶肿瘤手术很复杂!

眼眶肿瘤到底有多少种呢?其实根本数不清。眼眶肿瘤种类繁多,仅眼眶内原发性肿瘤就有一百多种,再加上每种肿瘤的病理性质不同,其质地和包膜的坚韧程度也有区别,手术时摘除的方法也不一样。此外,眼眶内部血管、神经和肌肉等正常结构非常复杂,简单说,脑神经一共有12对,其中就有6对分布于眼眶;负责眼球以及眼皮运动的肌肉就有八九条;动脉更是丰富,按体积算比大脑的血流还要丰富。因此,任何一根血管、神经或肌肉受损伤都会影响眼睛的功能,轻者眼睑下垂,重者失明。另外,眼眶与颅脑及鼻旁窦等结构相邻,病变很容易侵犯大脑或者鼻旁窦。因此,行眼眶肿瘤摘除术时,不仅要十分熟悉眼眶局部的解剖结构,避免正常结构的损伤,还应清醒地认识到肿瘤与眼眶毗邻之间的关系,防止出现严重的并发症;同时,掌握相应的手术技巧,根据肿瘤的位置和性质选择适当的眼眶手术入路也是顺利完成手术的关键。

11. 眼眶手术,对手术者经验有要求!

眼眶手术对手术者的要求极高,按世界手术等级分类,属于五级手术,这种手术要求副主任医师以上级别,从事10年以上的专业医师实施。此外,即使是高级职称,如果没有每年50例以上的眼眶手术经验也很难做好眼眶手术。由于病变有时涉及眼眶外，常常需要神经外科、耳鼻喉科医师配合，且对麻醉的要求很高。所以，各位患者切莫病急乱投医，选择综合性医院比较合适，最好是眼眶病专科医院。

二、眼眶血管瘤

◆ 怎么预防和治疗眼眶海绵状血管瘤？

◆ 眶尖部海绵状血管瘤是否会影响视力？

◆ 如果选择伽玛刀治疗眶尖部血管瘤能否痊愈？

◆ 如何治疗眼眶毛细血管瘤？

海绵状血管瘤是常见的眶内良性肿瘤，为先天性血管发育畸形，发病率为10%～23%。海绵状血管瘤多发生于成年人，女多于男，常为单侧。起病和增长缓慢，不会扩散和转移，不发生恶变，单眼的海绵状血管瘤不会影响另一侧眼睛，病程长，为无痛性、慢性进行性眼球突出；早期眼球突出多向正前方，肿瘤发展到一定程度出现眼球偏位，这是因为肿瘤由肌锥内突出到锥外；视力减退，眼底可见受压改变。要诊断此病，除了有上述表现外，还需要进一步做眼科B超、CT或磁共振检查来辅助诊断。

1. 怎么预防和治疗眼眶海绵状血管瘤？

一级预防：对于眼球突出不明显，不影响视力，发展缓慢的小肿瘤可临床观察；二级预防：眼突明显，影响美观，视力减退时应手术治疗。手术应尽量完整摘除以减少复发。

在发生不明原因的视力减退时应到正规医院眼科门诊就诊。常规的眼底检查可发现眼底压迫征、视盘水肿、视神经萎缩等，从而提示进行下一步的深入细致检查，从而尽早发现疾病进行治疗，防止视力进一步下降，减少失明的可能。

　　原则上眼眶海绵状血管瘤治疗应手术切除，但因其增长缓慢，所以在视力正常和不影响美容的情况下，不必过于积极切除，可密切观察。而发生于眶尖部的肿瘤，手术时即发生视力丧失者也常见。国外有学者统计该肿瘤手术切除后视力丧失率达7%。眶尖部血管瘤患者应结合目前视力情况慎重考虑是否进行手术切除。

　　完全切除后鲜有复发者，血管瘤大部切除者也仅极少数可能会继续生长。

2. 眶尖部海绵状血管瘤是否会影响视力？

　　海绵状血管瘤引起视力减退约占全部病例的65.8%。原发于眶尖部肿瘤，压迫视神经早期即有视力减退，晚期可发展为视神经萎缩，视力丧失。

3. 如果选择伽玛刀治疗眶尖部血管瘤能否痊愈？

　　伽玛刀又称立体定向伽玛射线放射治疗系统。伽玛刀治疗是将伽玛射线聚焦集中于海绵状血管瘤，摧毁瘤体组织，使瘤体有一定程度的萎缩而改善症状，但不会消除肿瘤。该方法治疗后也有因水肿或者出血而失明的情况，需定期随访。

4. 如何治疗眼眶毛细血管瘤？

　　毛细血管瘤多见于婴儿时期，又称婴儿型血管瘤，是常见的儿童眼眶良性肿瘤，新生儿发生率为1%～2%。多数患者发生于出生后的3个月内，随后3个月增长较快。原发于眼睑皮肤者，1～2个月可波及全眼睑及面颊部。本病有自发消退倾向。多数患儿于1岁之后病变静止，30%病变3岁时自行消退，60% 4岁时消失，76% 7岁时消退。但肿瘤在初始阶段生长迅速，如果不积极治疗，不仅影响美容，而且可造成严重的并发症，如弱视、斜视、屈光不正、上睑下垂等。目前毛细血管瘤的治疗方法主要有药物治疗、激光治疗、放射治疗和手术治疗等，但治疗应以药物治疗为主。用于治疗血管瘤的药物种类繁多，包括皮质类固醇激素、干扰素、平阳霉素、免疫抑制剂等。

　　皮质类固醇激素由于安全、简便、作用迅速、可以重复使用等特点，现已成为婴儿型血管瘤主要的治疗方法。皮质类固醇激素治疗毛细血管瘤主要包括口服法和瘤体内注射法，不仅适用于睑部和眶隔以前的病变，对于累及眶内的婴儿型血管瘤也有较好的疗效。瘤体内注射法更优于口服法，年龄越小，效果越好，且不良反应较小；有文献报道，经过瘤体内激素注射治疗后可能减少屈光不正的发生。激素治疗的全身不良反应包括库欣综合征（满月脸、水牛背和向心性肥胖）、生长阻抑、胃肠道刺激症状及溃疡、水电解质失平衡、血压增高、血糖及尿糖增高、行为障碍以及免疫抑制等，局部不良反应包括皮下脂肪萎缩、眼睑坏死、视网膜动脉闭塞等。

三、视神经鞘脑膜瘤

◆ 什么是视神经鞘脑膜瘤？

◆ 视神经鞘脑膜瘤的治疗方法有哪些？

◆ 如何手术治疗视神经鞘脑膜瘤？

1. 什么是视神经鞘脑膜瘤？

　　视神经鞘脑膜瘤是起源于蛛网膜外层上皮细胞或内层细胞的良性肿瘤。在视神经的原发肿瘤中，视神经鞘脑膜瘤约占1/3。视神经鞘脑膜瘤只占全部脑膜瘤的1%～2%，但随着先进的神经影像技术的发展，其发生率提高了，且女性多见。双侧视神经鞘脑膜瘤常并发神经纤维瘤病。

眼球突出、视力丧失、继发性视神经乳头萎缩及视神经睫状静脉被视为典型的视神经鞘脑膜瘤四联征。

2. 视神经鞘脑膜瘤的治疗方法有哪些？

（1）随访观察

视神经鞘脑膜瘤的自然病程为慢性进行性的视力下降，多数患者能持续多年。肿瘤很少导致死亡，也很少发生转移，其唯一的不良后果就是视力下降。如果患者没有明显的视力障碍、无进行性视力下降和肿瘤的颅内蔓延，就应进行随访观察。

①临床检查：包括视敏度的测定、色觉、视野的检查，每年检查2次，持续2～3年。如果检查结果比较稳定，之后每年检查1次。如果患者在此之间感觉到有视力下降，应及时到医院就诊。②影像学检查：年轻的患者其肿瘤生长速度可能更快，因此，对于儿童和年轻人怀疑有视神经鞘脑膜瘤，其临床和影像学检查应较频繁。

（2）放射疗法

有几篇报道中指出，分次立体定向放射疗法可作为视神经鞘脑膜瘤的首选治疗方法。

3. 如何手术治疗视神经鞘脑膜瘤？

少数病例的肿瘤具有侵袭性已蔓延到颅内和蝶骨平面，可能损害对侧视神经和前突，可以采取广泛性肿瘤切除术，切除视神经、前眶和视神经管的组织。除造成不可避免的持久性的失明，还可能引起短暂的或持久的眼睛转动不能或眼皮下垂。手术治疗的缺点是使眼眶面临肿瘤蔓延的危险。

四、黏膜相关淋巴组织淋巴瘤

◆ 眼附属器黏膜相关淋巴组织淋巴瘤的主要表现是什么？

◆ 黏膜相关淋巴组织淋巴瘤的治疗和预后怎样？

◆ 手术治疗可以完全切除黏膜相关淋巴组织淋巴瘤吗？

◆ 什么情况需要放射治疗？

◆ 放疗有副作用吗，放疗时需要注意什么？

　　黏膜相关淋巴组织淋巴瘤是一种低度恶性的B细胞淋巴瘤。眼附属器黏膜相关淋巴组织淋巴瘤是眼眶恶性淋巴瘤中较常见的一种，发病年龄多为40岁以后，平均年龄65岁，年发病增长率有大于6%的趋势。

1. 眼附属器黏膜相关淋巴组织淋巴瘤的主要表现是什么？

　　发生在眼眶的淋巴瘤主要表现为眼睑肿胀、眼球突出、眼球转动障碍、视力下降。眼球突出的方向与眶内肿瘤位置有关；眼球转动障碍的方向和肿瘤浸润影响的肌肉相关。可以单眼发病，也可以双眼发病。

　　发生于结膜的淋巴瘤患者一般自己感觉眼红、异物感、上睑下垂。体检发现眼皮里面或结膜下方有暗红色软组织肿块，或结膜上粉红色增厚，肿块表面光滑，鱼肉状，与周围组织界限清。结膜轻中度充血。此类肿瘤早期容易被认为是结膜炎。

　　此时需要及时去医院就诊，另外还要做眼眶CT、MRI、B超等影像学检查。

2. 黏膜相关淋巴组织淋巴瘤的治疗和预后怎样？

　　黏膜相关淋巴组织淋巴瘤是一种无痛的、致死率很低的恶性肿瘤，因此，对于一部分患者来说，仅观察即可。部分肿瘤影响患者的生活质量，则需要及时治疗，治疗主要包括手术切除和术后放射治疗、化疗。多种治疗措施常伴随相关的副作用。

然而，因为缺乏前瞻性的实验研究，它的推荐治疗方案还没有确定。

据报道，84%～100%的患者处于Ⅰ期，为惰性临床过程，无症状期较长，预后相对较好。

3. 手术治疗可以完全切除黏膜相关淋巴组织淋巴瘤吗？

手术是治疗眼附属器黏膜相关淋巴瘤的主要方法。手术的重要意义在于：确定诊断是必须的一步；对于某些患者是治疗途径的一部分，泪腺部、结膜、眶前部病变可完全切除。眶深部、眼外肌、视神经周围病变不需完全切除，主要依据在于可减少并发症，且并不影响生存率。有资料证明部分切除和完全切除在Ⅰ期患者结果相似。

4. 什么情况需要放射治疗？

放射治疗是眼附属器淋巴组织淋巴瘤治疗的重要措施。如果结膜上基本切除，可以暂缓放疗，因为即使复发再放疗也来得及。

5. 放疗有副作用吗，放疗时需要注意什么？

放疗肯定有很好的效果，比较稳妥。一般20～36戈瑞的剂量足够了，这个剂量不容易损伤晶体和视神经。同时放疗设备和放疗医师的经验很重要，医师如果缺乏经验，对于照射方向的把握可能欠妥。

就诊时带好眼眶影像学资料和病理报告，最好到专门的、有丰富的眼部放疗经验的医院。定位后就可放疗，约20天，可以不住院。

五、泪腺占位性病变

◆ 人的泪腺在哪里？

◆ 泪腺炎是什么？

◆ 泪腺肿瘤是什么？

◆ 常见的泪腺肿瘤类型有哪些？

◆ 泪腺肿瘤术前应做什么检查？

1. 人的泪腺在哪里？

　　泪腺是由细管状腺和导管组成，是分泌泪液的器官。泪腺位于眼眶外上方泪腺窝里，分为上下两个部分：上部为眶部，也叫上泪腺，较大，形态很像杏仁，约12毫米×20毫米大小；下部为睑部，也叫下泪腺，较小。泪腺有10～12条排泄管，泪液产生后就由这些排泄管排出。泪腺常见的疾病有炎症、肿瘤、外伤、萎缩等。

2. 泪腺炎是什么？

　　病毒、从邻近组织扩散来的细菌会使泪腺感染，致使泪腺发炎，形成急性或慢性泪腺炎。

　　急性泪腺炎表现为眶部疼痛，上睑水肿并可呈现横"S"形弯曲变形，耳朵前面的淋巴结肿大，患者自己可以摸到一个压痛明显的包块，结膜充血、水肿，有黏性分泌物，有时可导致化脓。一般非化脓性的急性泪腺炎在经过一定时间后自行缓解，症状消失。化脓性的因脓性分泌物向皮肤穿破，甚至可形成泪腺瘘管。

　　慢性泪腺炎一般不痛，泪腺肿大，上睑下垂，在眶外上缘下可触及较硬的包块，由于硬块的压迫，眼球可向下偏位，被推向鼻下方，眼球转动障碍,向上、向外看时可有复视。

3. 泪腺肿瘤是什么?

原发性泪腺肿瘤是眼眶肿瘤中发病率最高的肿瘤,占眼眶肿瘤的20%～25%。大体上可分为上皮型和淋巴型两大类型。按其性质又可分为良性和恶性两类。

良性肿瘤通常生长缓慢,一般无痛,可在眶缘外上角泪腺窝部位摸到肿块,但不与皮肤相粘连。随着肿瘤的长大,可发生上睑下垂,眼球突向鼻下方,眼球转动障碍,形成复视,眼睛闭不全,引起角膜损害或者感染。肿瘤进一步长大,可使眼球变形,产生屈光不正,视网膜出血,脉络膜脱离;影响到视神经时,视神经乳头水肿,视神经萎缩;压迫到眼神经时,眼部疼痛。如为恶性肿瘤,常伴有疼痛、头痛、耳前淋巴结肿胀、贫血,泪腺窝部骨质破坏等。

4. 常见的泪腺肿瘤类型有哪些?

(1)泪腺多形性腺瘤

旧称泪腺混合瘤。多见于年轻成年人,平均发病年龄在30～40岁,男性略多,一般单侧受累,发病缓慢。眼球受压向内下方移位。由于肿瘤生长缓慢,患者可无复视。触诊眶外上方可触及肿物,质中,边界清,光滑,不能推动,多无触痛,少数患者可有压痛或自发痛。肿瘤过大可继发眼球运动障碍、视力减退和眼底改变等。

(2)泪腺腺样囊性癌

好发于30～40岁,女性较为多见,病程短,肿瘤生长较快,有明显疼痛及头痛,眶周和球结膜水肿,单侧性进行性眼球向前内下方突出,运动障碍,常有复视、上睑下垂和视力障碍。颞上方眶缘处可触摸到坚硬的肿块,常有压痛。可由泪腺多形性腺瘤转化而来。肿瘤可向颅内或淋巴结转移。

（3）泪腺多形性腺癌

发生率仅次于泪腺腺样囊性癌，男性发病稍多，平均发病年龄为52岁。一般由多形性腺瘤恶变而来。患者多表现为单侧眶外上方固定肿块，形状欠规则，边界不清，缓慢进行性的眼球突出和下移位，上睑肿胀或下垂，少有疼痛和病情突然加重。自发疼痛或压痛、肿瘤突然快速生长及骨侵蚀是提示肿瘤为恶性的重要信息。

（4）泪腺导管囊肿

主要发生于青年或中年人，多表现为单侧上睑无痛性肿胀。查体可见外上方穹窿结膜无痛性囊性肿块，表面呈蓝紫色，可透光，通常不伴压痛。肿物生长缓慢。如囊肿较小且无症状可观察。

5. 泪腺肿瘤术前应做什么检查？

泪腺肿瘤术前应做的检查包括：① 眼底检查，有时可见视神经乳头水肿、静脉充盈及视网膜皱褶；② 眼部A / B超检查，多可显示为泪腺窝内占位性病变，通过标准化A超的显示入、出肿瘤波峰的高低，内回声及声衰减情况可初步判断肿瘤的良、恶性；③ CT检查，一般可见泪腺部位局限性扩大，骨质吸收或全眼眶扩大，有或无骨壁变薄或骨质破坏。

6. 泪腺肿瘤手术后复发怎么办？

复发的肿瘤常呈不规则或多结节状、浸润性生长，局部切除很难根治彻底。原则上应根据复发的范围和部位行部分眶内容或全眶内容切除术。有些就诊早、范围小的复发性肿瘤，可做扩大的局部切除，也就是把肿瘤周围的软组织甚至肌肉随肿瘤一起切除。复发性多形性腺瘤可以侵犯骨质，造成严重的骨破坏或骨增生，此时切除的范围应包括泪腺窝的骨壁。

随着术前诊断技术和手术技巧的提高，使多形性腺瘤完整手术切除后复发率降低，术后上睑下垂的概率也较前有所下降。复发性多形性腺瘤、多形性腺癌术后应补充放射治疗40～60戈瑞，可减少再次复发。

六、眼眶皮样囊肿

◆ 眼眶皮样囊肿到底是什么病？

◆ 眼眶皮样囊肿和其他肿瘤有啥区别？

◆ 儿童眼眶皮样囊肿应该如何治疗？

1. 眼眶皮样囊肿到底是什么病？

眼眶皮样囊肿是儿童最常见的一种眼眶良性肿瘤，约占全部眼眶肿瘤的7%。它是一种先天性疾病，发展缓慢，常常在孩子幼儿期甚至青少年期才发现，偶尔也可见老年发病者。

一般表浅的皮样囊肿根据临床表现即可诊断，而眶深部的囊肿还需要借助影像学检查（X线、B超及CT）诊断。目前认为CT检查对于诊断最有意义，尤其是出现骨质损害的时候。

2. 眼眶皮样囊肿和其他肿瘤有啥区别？

眼眶皮样囊肿是眼眶肿瘤的一种，是良性的肿瘤，外面有层皮，里面包着脱落的皮、毛发及皮脂腺分泌物，皮外包绕着纤维结缔组织。这个病几乎不会发生恶变，也很少影响眼部以外组织。根据它不同的生长位置和范围，主要影响外观，偶尔会影响视力；如果皮破了内容物流出来了，会引起炎症反应，最严重时也可能危及生命。

3. 儿童眼眶皮样囊肿应该如何治疗？

这应该是患儿家长最关心的问题了。必须向各位指出的是，手术切除皮样囊肿是唯一的治疗手段，术后往往可以获得极好的预后。问题的关键在于手术时机以及地点的选择。一般来说，大多数的皮样囊肿不需要立即手术治疗，如没有明显功能及美容障碍，可暂行观察。如果考虑手术，必须慎重选择手术医院，一是要拥有经验丰富的眼眶手术医师，能完整切除囊肿，减少并发症及复发率；二是要拥有实力强大的麻醉科、儿科等相关科室来为手术安全保驾护航，目前此类医院往往分布在北京、上海和广州等地的三甲教学医院。

七、急性眼眶蜂窝织炎

◆ 什么情况会引起急性眼眶蜂窝织炎？

◆ 急性眼眶蜂窝织炎有什么表现？

◆ 有什么病会和急性眼眶蜂窝织炎相混淆？

◆ 急性眼眶蜂窝织炎会造成什么并发症？

◆ 怎么治疗急性眼眶蜂窝织炎？

眶蜂窝织炎是眼眶软组织的急性感染，是一种严重的眼眶疾患，如果诊断不及时或没能得到积极和合理的治疗，视力将下降或失明，甚至危及生命。

1. 什么情况会引起急性眼眶蜂窝织炎？

眼眶外伤或手术后感染、全眼球炎、海绵窦血栓、鼻旁窦炎、面部疖肿或丹毒以及口腔病灶等眼眶邻近组织的感染扩散都可导致眼眶蜂窝织炎的发生。其病菌常见的为溶血性链球菌和金黄色葡萄球菌。

全身性疾病，如败血症、猩红热，细菌经血流侵入眼眶组织引起感染。

2. 急性眼眶蜂窝织炎有什么表现？

（1）全身症状

炎症初起病急，体温升高、恶寒，呈急性病面容，怕冷、发热、头痛、恶心、呕吐，甚至昏迷惊厥等全身中毒症状。

（2）眼部症状

眼睑水肿，眼球突出，眼球转动障碍或固定不动，球结膜高度水肿并突出于睑裂之外。眶内疼痛明显，转动或压迫眼球时疼痛加剧。炎症若侵犯视神经时，引起视神经乳头水肿、充血、视力减退甚至失明；炎症若向结膜或皮肤穿破，症状减轻而消退；炎症若向后蔓延入颅腔，导致严重的颅内并发症，可危及生命。

3. 有什么病会和急性眼眶蜂窝织炎相混淆？

个别疾病的症状、体征与急性眼眶蜂窝织炎相类似，但经过仔细的鉴别诊断，是可以区别的。患者如有类似症状，应该第一时间到有资质的、水平较高的医院就诊，在专业医师的帮助下及早诊断治疗。

（1）海绵窦血栓性静脉炎

①严重的全身中毒症状；②双侧眼球突出明显，眼睑和结膜充血、水肿，早期出现第Ⅲ、Ⅳ、Ⅵ颅神经麻痹，眼底视网膜静脉充血及视盘水肿等；③脑膜刺激征阳性；④脑脊液内白细胞增多，培养有链球菌或金黄色葡萄球菌。

（2）球筋膜炎

发病快，双侧居多。炎症开始局限于一条眼外肌的肌腱处，运动受限。眼球突出，结膜水肿。如果为化脓性的，则在下直肌下缘的球结膜下有黄色积脓区。

（3）眶骨髓炎

其症状和经过与其他急性眶尖端综合征相似。瞳孔散大，对光及聚合反射消失，眼球活动受限。上睑下垂，角膜知觉消失。

4. 急性眼眶蜂窝织炎会造成什么并发症？

（1）角膜受累

因眼球突出，角膜暴露，易发生暴露性角膜炎，并可发展为角膜溃疡、穿孔致失明。

（2）眼睑坏疽

严重者,眼睑发生坏疽,并有腐肉脱落。

（3）视神经病变

眼眶压力增高,视神经受到压迫,视网膜中央静脉及其供养的血管均被挤压,因而视神经乳头发生水肿。如果炎症浸润至视神经鞘膜及视神经实质,可以同时发生视神经炎。视神经实质内可以有局灶性脓肿及坏死,视神经很快出现萎缩,视力减退乃至失明。

（4）视网膜病变

因视网膜中央血管受累,视网膜有出血、视网膜静脉阻塞或视网膜动脉阻塞,或渗出性视网膜脱离。

（5）巩膜、脉络膜炎

炎症可波及巩膜、脉络膜及视网膜等组织,可有急性局灶性坏死。

（6）海绵窦血栓性静脉炎

炎症向后伸延至海绵窦,形成海绵窦血栓性静脉炎或导致脑膜炎或脓肿而死亡。

（7）全身感染

炎症可经过血流发生毒血症或脓血症。

5. 怎么治疗急性眼眶蜂窝织炎?

（1）对症处理

卧床休息,多饮水。局部热敷以使炎症局限。

（2）切开引流

如已化脓,应在脓点处或最突起部位切开引流。如果为探查切开,应在眉下沿眶上缘内1/3处(相当于滑车部位)或泪腺窝处做切口,深入眶内。

（3）局部用药

眼球局部点滴抗生素,必要时用湿盒或温房保护眼球和角膜。

（4）抗感染

应用大量抗菌药物进行全身抗感染治疗。

总体来说，还是应该尽快至有经验的医院，在医师的指导下早期进行治疗。

八、甲状腺相关眼病

（一）甲状腺相关眼病的一般知识

◆ 甲亢突眼和甲状腺相关眼病是一回事吗？

◆ 甲状腺相关眼病还有哪些名字？

◆ 为什么有的甲状腺相关眼病不伴有甲亢？

◆ 所有的甲亢患者都会得甲状腺相关眼病吗？

◆ 甲亢患者什么症状最先表现出来？

◆ 甲亢好了甲亢突眼自然就会好吗？

◆ 甲状腺功能状态会影响甲状腺相关眼病眼部病情变化吗？

1. 甲亢突眼和甲状腺相关眼病是一回事吗？

甲亢突眼和甲状腺相关眼病不完全是一回事。甲亢突眼是甲状腺相关眼病的一种类型，占绝大多数；但甲状腺相关眼病不都是甲亢突眼。用数字说话，甲状腺相关眼病的患者中，约90%是甲状腺功能亢进型，俗称"甲亢突眼"，5%是功能正常型，另外5%是功能减低型。因为绝大多数甲状腺相关眼病患者伴有甲亢，所以大家往往更熟悉"甲亢突眼"。

2. 甲状腺相关眼病还有哪些名字？

甲状腺相关眼病的命名曾经十分混乱，曾用名有内分泌性突眼、恶性突眼、浸润性突眼、甲亢突眼、突眼性甲状腺肿等；眼球突出伴甲亢称为格雷夫斯（Graves）眼病，不伴甲亢称为眼型Graves病。

3. 为什么有的甲状腺相关眼病不伴有甲亢？

　　甲状腺相关眼病临床上常表现为两种类型：甲状腺功能异常型眼病和甲状腺功能正常型眼病，是一种自身免疫相关疾病，与甲状腺这个器官的免疫反应密切相关，和甲亢没有直接关系。所以，并不是所有的甲状腺相关眼病都有甲亢。

4. 所有的甲亢患者都会得甲状腺相关眼病吗？

　　不是所有的甲亢患者都会得甲状腺相关眼病。约有80%的甲亢是由Graves眼病引起，这些患者或多或少都会表现出眼部症状，我们称之为甲状腺相关眼病（图9-2）。另外约20%的甲亢是炎性甲亢，也称破坏性甲

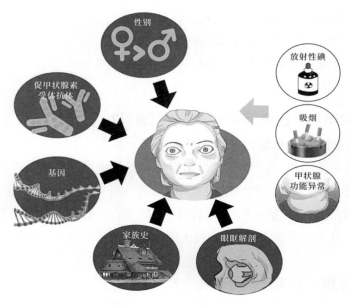

图9-2　甲状腺相关眼病

亢,是由于甲状腺的炎症反应引起的,不是自身免疫性疾病,不会出现眼部症状,自然也不会得甲状腺相关眼病。

5. 甲亢患者什么症状最先表现出来?

虽然有一些甲亢患者是先出现眼球突出等眼部症状后发生多食、怕热、烦躁易怒等甲亢症状(约15%),但大多数是眼部症状和甲亢症状同时发生(约35%)或甲亢症状比眼部症状更早表现(约50%)。

6. 甲亢好了甲亢突眼自然就会好吗?

不会。甲状腺相关眼病是一种自身免疫相关疾病,与甲状腺功能亢进没有直接关系。甲状腺功能恢复正常后,甲亢突眼不会自然痊愈。但甲状腺功能维持正常对甲状腺相关眼病的治疗是有利的。不过,如果是放射性碘治疗甲亢导致了甲减,则会导致突眼显著加重。

7. 甲状腺功能状态会影响甲状腺相关眼病眼部病情变化吗?

会。甲状腺功能紊乱对眼部病变不利。国内外有一系列观察研究均发现,甲状腺相关眼病的严重程度和甲状腺功能亢进或低下存在联系。尤其是甲亢经放射碘治疗后变为甲减与甲状腺相关眼病的发生或恶化有关。因此,不要一味追求过快过猛地降低甲状腺功能指标,温和平稳地维持甲状腺功能正常更有利于预防甲状腺相关眼病的发生和恶化。总之,甲状腺功能紊乱对眼部病变是不利的。

(二) 甲状腺相关眼病的病情评估

◆ 甲状腺相关眼病可以分为哪些类型?

◆ 为什么区分活动期和静止期很重要?

◆ 怎样明确是处于静止期还是活动期？

◆ 如何评估严重程度？

1. 甲状腺相关眼病可以分为哪些类型？

甲状腺相关眼病根据甲状腺功能情况分为功能异常型和正常型。其中，功能异常型又分为功能亢进型和功能减退型。

2. 为什么区分活动期和静止期很重要？

因为活动期和静止期的治疗方案不同。活动期的患者免疫抑制治疗和局部放射治疗效果较好；静止期的患者对这两种治疗都不敏感。而这两种治疗都是有风险和副作用的，如果预计无效，则不应施行。所以区分甲状腺相关眼病患者处于活动期还是静止期非常重要。

3. 怎样明确是处于静止期还是活动期？

甲状腺相关眼病的分期主要反映了疾病的活动程度，活动期说明炎症反应比较活跃，此时进行手术的风险较大，效果也较差；静止期则相反。活动期一般有如下特征：眼睑肿胀，结膜充血、水肿，泪阜肿胀，眼球运动受限，尤其是转动时眼球疼痛。具备以上3点及以上时就说明疾病处于活动期，此时不宜施行手术。

更精确地讲，可以根据甲状腺相关眼病的临床活动性评分（CAS），每有一项计1分。CAS有7分法和10分法。目前临床常用7分法（表9-1），CAS≥3分即可认为处于活动期；如果是10分法，则是CAS≥4分为活动期。

每一项检查都有一定的效力，即有一定的假阳性和假阴性。这项评分检查若得出是活动期的结果，那么有80%的概率是正确的；若得出是静止期的结果，则有64%是正确的。

表9-1 甲状腺相关眼病的临床活动性评分（7分法）

症　状	评分	症　状	评分
自发性球后疼痛	1	眼睑水肿	1
眼球运动时疼痛	1	球结膜水肿	1
眼睑发红、充血	1	泪阜水肿	1
结膜弥漫性充血、发红	1		

4. 如何评估严重程度?

（1）甲状腺相关眼病根据病情严重程度分为轻、中、重度

轻度是指患者没有自觉症状,仅有眼睑退缩或迟落、凝视、突眼等体征。中度是指伴有结膜/泪阜等软组织受累、眼外肌受累、眼球突出高于正常上限3毫米以上（含3毫米）、角膜受累,甚至视神经受累。重度是指球结膜重度充血/水肿突出于睑裂外,眼球运动明显受限甚至眼球固定、角膜溃疡甚至穿孔、眼球突出高于正常上限8毫米以上,视神经受压萎缩,视力下降至0.3以下等。

（2）甲亢突眼分级

为了便于医师治疗与进行评价疗效,一般将甲亢突眼分为两大类6个等级,医师常借助专用突眼计［赫特尔（Hertel）眼球突出计］测量眼眶缘到角膜顶端的距离,正常应小于16毫米。甲亢突眼等级分为:

Ⅰ级:有畏光、眼胀等轻微眼部症状,突眼度小于20毫米。

Ⅱ级:有畏光、流泪及异物感,结膜充血、水肿,眼睑肥厚,突眼度小于20毫米。

Ⅲ级:眼球突出明显,眼裂增大,严重者眼睑不能闭合,突眼度大于20毫米。

Ⅳ级:眼外肌受累,眼球活动受限。

Ⅴ级:角膜炎症、溃疡,严重者有角膜穿孔、失明。

Ⅵ级：视神经受损，视力明显下降或丧失。

（三）甲状腺相关眼病的临床表现

◆ 甲状腺相关眼病有哪些表现？

◆ 容易与甲亢突眼相混淆的疾病有哪些？

◆ 甲状腺相关眼病为什么会眼球突出？

◆ 甲状腺相关眼病为什么会眼球移位？

◆ 甲状腺相关眼病为什么会疼痛？

◆ 甲状腺相关眼病为什么会视力下降或丧失？

◆ 甲状腺相关眼病为什么会眼部肿胀？

◆ 甲状腺相关眼病为什么会眼部充血？

◆ 甲状腺相关眼病为什么会眼睑退缩？

1. 甲状腺相关眼病有哪些表现？

正常人双眼平视时，上眼睑遮盖上方黑眼珠（角膜）1～2毫米，向下注视时，上眼睑会随着眼球下转而下垂。甲状腺相关眼病病初时眼睑上的一条肌肉（米勒肌）受累，眼睛向下看时，病侧的眼睑不能随着下转的眼球垂下，露出角膜上方的眼白（巩膜），医学上称为"上睑迟落"。继之影响眼睑上的另一条肌肉（上睑提肌），眼睛睁开时过度，露出角膜上方白色的巩膜，称为"上睑退缩"，眨眼的动作减少；有的人睡眠时上下眼睑不能闭合，露出一条角膜下方白色的巩膜。患者常常觉得眼睛干燥、异物感、畏光、流泪，视力轻度下降。

甲状腺相关眼病有如下表现：

1）单眼或双眼眼球突出，睑裂增大，呈"炯炯有神"状。

2）眼睑退缩，以上眼睑为重，退缩的眼睑可高于角膜上缘数毫米，外观看一眼大一眼小。

3）当向下方注视时，上睑下落迟缓或不下落，称为迟落征阳性。

4）眼外肌肥厚或纤维化，出现眼球运动障碍，视物成双。

5）眼睑水肿，结膜充血、水肿，眶周软组织肿胀。

6）泪液分泌减少，眼睛干涩。

7）眼睑不能闭合，尤其是在睡眠时不能闭合，长期角膜暴露会继发暴露性角膜炎、角膜溃疡，如不及时治疗，可导致失明。

8）有时出现眼睛上方露白的表现，眼睛水肿，感觉老睡不醒，应注意判断是否为该病，另外，由于患眼较大，常常误认为另一眼上睑下垂。

9）眶压、眼压升高，眼胀痛，眶周痛、头痛，有时伴有恶心。

2. 容易与甲亢突眼相混淆的疾病有哪些?

（1）肌炎型炎性假瘤

此病常急性起病，疼痛明显，眼睑、结膜充血、水肿严重，可伴上睑下垂，眼球运动障碍。对激素冲击疗法和放疗敏感。影像学检查可显示眼外肌不规则肿大，肌腹、肌腱同时受累，眼环增厚等。

（2）眶内肿瘤

多种眶内肿瘤可以导致眼球突出，影像学检查可见眶内类圆形或梭形占位，与单条肌肉肥厚的甲状腺相关眼病极易混淆。

（3）上睑下垂

单眼的先天性、外伤性或继发性上睑下垂患者向前或上方注视时，过多的神经兴奋传递到对侧健眼，导致上睑退缩、睑裂过大，但无上睑迟落，可与甲状腺相关眼病鉴别。

（4）眼外肌内其他病变

如寄生虫囊肿，常为单根肌肉不规则增粗，影像学检查可见寄生虫的头节甚至可以看到寄生虫蠕动。

3. 甲状腺相关眼病为什么会眼球突出？

　　甲状腺相关眼病单侧或双侧眼球轴性突出，多为轻度或中度，是由于眼外肌及眶脂肪增加所引起，但单纯依靠眼球突出的存在并不能确诊甲状腺相关眼病。但是，必须认识到甲状腺相关眼病是引起单侧和双侧眼球突出最常见的原因。报道显示，甲状腺相关眼病眼球突出的患病率是60%。眼球突出不完全取决于眶内压的高低，有的患者眼球突出度非常明显，但眶压尚有弹性感；有的患者眼球突出不甚明显，但眶后部压力很高，视神经严重受压，容易造成压迫性视神经病变。

　　甲状腺相关眼病的患者，因为自身免疫紊乱，大量抗原抗体复合物沉积在眼眶内，浸润软组织、眼外肌，导致眶内容物体积增大。而眼眶是为四面骨壁围成的椎体结构，容积是固定的，眼球后方眶内容物向前挤压眼球，导致眼球突出。

4. 甲状腺相关眼病为什么会眼球移位？

　　每个眼球上附着有6根眼外肌，这些肌肉均衡协调眼球才能居中并自如转动。而甲状腺相关眼病患者体内抗原抗体复合物在眼眶内的沉积通常不是均匀的。有时是一根眼外肌的增粗，有时是多根增粗，增粗的程度也不尽相同。当眼外肌肌力不均衡时，眼球就发生了移位，转向肌力大、限制性强大一面。任何一根眼外肌的肌力或弹力变化导致的失衡和不协调都会引起视物重影。

5. 甲状腺相关眼病为什么会疼痛？

　　因为眼眶内容物增多，而眶内容积不变，导致眶压增高，使眼球向前突出。一方面，眶压增高，眶内神经受压导致胀痛；另一方面，眼球向前突出，视神经被拉伸，导致疼痛。另外，活动期，眼眶内积聚了很多炎症细胞，眼外肌受炎性刺激，当眼球转动的时候，也会疼痛。

6. 甲状腺相关眼病为什么会视力下降或丧失？

视力下降的甲状腺相关眼病患者见于角膜病变或者视神经受压。由于直肌肥大，压迫眼球，可使眼压升高，肌肉压迫视神经，引起视神经乳头水肿；如不及时解除这种压力，可造成视神经缺血、变性，导致萎缩。对于未经治疗的甲状腺相关眼病患者，视力下降的患病率是5%。

有些患者眼球突出虽然不明显，但是眶尖部肌肉增粗特别厉害，严重挤压视神经，导致视神经血供不足。有些患者眼球极度突出，原本松弛的视神经被拉紧，机械力导致视神经损伤。这些都可使视力下降或丧失。

7. 甲状腺相关眼病为什么会眼部肿胀？

眼部肿胀在甲状腺相关眼病的患者很常见。眼睑肿胀在一天之中可有波动。甲状腺相关眼病眼睑肿胀是由于水肿及脂肪增加所导致，因此通过触诊很容易和硬性病变引起的眼睑肿胀区别。但和软性病变引起的眼睑肿胀很难鉴别。在缺乏其他症状时，眼睑肿胀在甲状腺相关眼病的初期容易被忽视，从而对眼睑肿胀进行的眼睑成形术可导致眼睑不能闭合的恶果。标准情况下，应反复照相来检测眼睑肿胀的情况。

因为眼部的软组织中充满了炎症细胞，并蓄积了不少水分，眼眶内血液、淋巴液回流不畅，所以会眼部肿胀。

8. 甲状腺相关眼病为什么会眼部充血？

因为眶压升高，血液回流不畅，血管压力大、扩张，并且眼眶周围炎性细胞积聚，炎性刺激也会使血管增粗，所以眼部会充血。

9. 甲状腺相关眼病为什么会眼睑退缩？

甲状腺相关眼病表现睑裂开大，角膜上缘和上部巩膜暴露。两眼凝视，向下看时，上睑不立即随眼球向下移动，导致角膜上方的巩膜暴露，即眼睑迟落征。眼睑退缩是甲状腺相关眼病最常见的症状，而非眼球突出，发生率占70%以上。但眼睑退缩并不是甲状腺相关眼病的特征性表现。

上睑退缩的原因为交感神经的兴奋使苗勒肌过度收缩，上睑提肌及腱膜因变性而增后、挛缩，上睑提肌与眼轮匝肌和眶隔粘连，眼球突出或过度使用甲状腺素替代药物。

（四）甲状腺相关眼病的治疗

◆ 甲状腺相关眼病活动期怎么治？

◆ 甲状腺相关眼病静止期怎么治？

◆ 轻度甲状腺相关眼病怎样合理治疗？

◆ 中重度甲状腺相关眼病怎样合理治疗？

◆ 极重度甲状腺相关眼病怎样合理治疗？

◆ 对于有甲状腺相关眼病的甲亢患者，这些治疗各有什么优缺点？

◆ 什么情况下甲状腺相关眼病需要行激素治疗？

◆ 激素冲击治疗过程中需要注意哪些事项？

◆ 对甲状腺相关眼病采取眼眶局部放疗的安全性如何？

◆ 什么样的甲状腺相关眼病患者适合放射治疗？

◆ 甲状腺相关眼病的手术治疗有哪些？

◆ 甲状腺相关眼病什么时候才能动手术？

◆ 眼眶减压术的适应证和并发症是什么？

◆ 眼眶深外壁减压术治疗甲状腺相关眼病有效吗？

1. 甲状腺相关眼病活动期怎么治？

活动期的甲状腺相关眼病是治疗的难点。由于尚没有完全阻断甲状腺相关眼病炎症活动的方法，所以目前的治疗手段只是尽量降低炎症活动的程度、缩短炎症活动的病程。

针对活动期，治疗措施主要包括：糖皮质激素、眼眶放射治疗、免疫抑制剂、生长激素类似物、免疫球蛋白。

糖皮质激素是目前唯一被广泛接受的药物，可以口服、静脉注射、局部注射。通过国际范围内的广泛验证，目前已经明确静脉注射（大剂量甲泼尼龙冲击治疗）是最佳的给药方式。

近年来，眼眶放射治疗逐渐被医学界重视，治疗效果可以与口服糖皮质激素媲美。而且，大剂量甲泼尼龙冲击治疗联合眼眶放射治疗，对疾病的控制率显著提高，可以作为甲状腺相关眼病的非手术治疗的最终方案。

免疫抑制剂、免疫球蛋白可以作为糖皮质激素、眼眶放射治疗的替代治疗方案，具有一定的疗效。生长激素类似物治疗甲状腺相关眼病，目前国际的观点并不统一，颇有争议。

2. 甲状腺相关眼病静止期怎么治？

稳定期的甲状腺相关眼病患者主要根据不同的临床表现进行相应的手术治疗。如果存在严重的眼球突出，可以进行眼眶减压手术。如果存在复视，可以进行斜视矫正手术。如果存在眼睑退缩，可以进行眼睑退缩矫正手术。

3. 轻度甲状腺相关眼病怎样合理治疗？

轻度甲状腺相关眼病病程常呈自限性，一般不发展为中重度甲状腺相关眼病，以基础治疗为主，往往不需要免疫抑制治疗。基础治疗包括：① 强制性戒烟；② 有效控制甲状腺功能；③ 局部保护措施，包括人工泪液、润滑型眼膏、角膜接触镜等。大部分的甲状腺相关眼病为轻度,约有5%的患者会发展为重度,需要进行干预治疗。

4. 中重度甲状腺相关眼病怎样合理治疗?

中重度甲状腺相关眼病在轻度甲状腺相关眼病的治疗措施基础上,结合患者病情(活动性或非活动性),可以选择非手术治疗和(或)手术治疗。活动期应给予免疫抑制治疗,包括糖皮质激素、眼眶放射治疗、生长抑素类似物、免疫抑制剂、免疫球蛋白等;眼眶病变处于静止期时,可以给予康复性手术治疗(按照眼眶减压、斜视矫正、眼睑延长、眼睑成形的顺序进行)。

5. 极重度甲状腺相关眼病怎样合理治疗?

极重度甲状腺相关眼病是指甲状腺功能异常伴视神经病变,不推荐放疗,全身使用包括糖皮质激素和眼眶减压手术均是推荐的治疗方法。静脉输注大剂量糖皮质激素是甲状腺功能异常伴视神经病变患者的首选治疗方案;如果静脉输注1～2周糖皮质激素疗效不佳或在治疗期间出现了严重不良反应,那么需要及时采用眼眶减压手术;对于患甲状腺功能异常伴视神经病变但不能耐受糖皮质激素治疗的患者,应当立即采用眼眶减压手术。伴角膜脱落型患者应视为急诊,需要紧急给予促进角膜康复的暂时性治疗措施(如眼睑缝合术、睑缘缝合术)及预防角膜感染的治疗措施(如应用抗生素)。

6. 对于有甲状腺相关眼病的甲亢患者,这些治疗各有什么优缺点?

口服抗甲状腺药物能有效控制甲亢,是目前欧洲和日本治疗Graves病甲状腺功能亢进最常见的治疗方法。抗甲状腺药物治疗后眼部病情通常可以得到改善。这项治疗的良好疗效可能与甲状腺功能的恢复正常有关,而不是抗甲状腺药物直接作用于甲状腺相关眼病。抗甲状腺药物治疗的局限性在于停药后甲亢的复发率较高,从而有可能导致眼部症状的再次发展。

在美国,放射碘治疗是针对 Graves 病甲状腺功能亢进的一线治疗方案,对于轻度活动性或非活动性甲状腺相关眼病的患者,在排除一些风险因素[如新发病的甲亢、放射碘治疗前甲亢病情严重、血清促甲状腺激素(TSH)或受体(TSHR)抗体水平较高、吸烟]的情况下,放射碘治疗在持久控制甲亢方面是非常有效的,并有效遏制眼部症状的发展。但是,也有国外研究表明,放射碘治疗甲亢时,有导致甲状腺相关眼病的发病或加重的风险,但是这种风险较小。如果放射碘治疗后出现甲状腺相关眼病的情况,可给予静脉注射糖皮质激素来阻止眼部病情的发展。

甲状腺切除术能否影响甲状腺相关眼病的病情发展目前国内外研究还存在争议。甲状腺相关眼病一般被认为是由于甲状腺内自身反应性T细胞对甲状腺和眼眶共抗原的自身免疫反应而导致的。根据这种假设,清除甲状腺抗原和自身反应性T淋巴细胞可能有益于眼病的治疗。因此,我们认为在甲状腺手术是按照规范标准来操作的前提下,甲状腺切除术对任何临床诊断有甲状腺相关眼病的甲亢患者来说都是有益的。

然而,对于有病程较长的眼病患者,眼眶自身免疫的过程、机制可能与甲状腺自身免疫反应的发展无关。在这些患者中,甲状腺切除术可能无法改善眼部的病情进展。

7. 什么情况下甲状腺相关眼病需要行激素治疗?

糖皮质激素主要适用于活动期的中重度甲状腺相关眼病的患者,对于轻度突眼以及非活动性突眼,并不需要使用或者效果甚微。治疗的目的是减轻眶内眼症反应、减轻视神经水肿、缩短病程。但不是所有患者都对其敏感。

一般认为适应证包括:患者眼部呈急性炎症表现,如眼球明显突出伴结膜充血、水肿或炎症刺激症状；高眼压出现角膜病变或压迫性视神经病变，不适宜手术；伴有甲状腺功能异常的，实施内分泌治疗过程中，眼部症状的配合治疗；眼眶减压术前用药；眼眶放射治疗或眶减压术后的辅助治疗。

下列情况一般禁用糖皮质激素：① 肾上腺皮质功能亢进症；② 当感染缺乏有效对因治疗药物时，如水痘和真菌感染等；③ 病毒感染，如单纯疱疹性角膜炎、角膜溃疡及接种牛痘；④ 活动性消化性溃疡；⑤ 新近做过胃肠吻合术、骨折、创伤修复期；⑥ 中度以上糖尿病；⑦ 严重高血压（由系统性红斑狼疮等引起者例外）；⑧ 妊娠初期和产褥期。

8. 激素冲击治疗过程中需要注意哪些事项？

医师和患者都需要注意观察治疗效果和副作用，尤其是副作用的表现，如胃溃疡的胃痛、咖啡色大便、低钾血症的手脚麻木、骨质疏松的全身骨痛等，一旦发现立即处理。

9. 对甲状腺相关眼病采取眼眶局部放疗的安全性如何？

放疗除了可能引起软组织炎症的急剧恶化，一般都能很好耐受，基本没有短期副作用。不过对于同时罹患糖尿病的患者而言，放疗可能会导致较严重的视网膜病变。因此，糖尿病是眼眶放疗的禁忌证。经研究证实，如果轻度甲状腺相关眼病患者没有罹患高血压、糖尿病，并且年龄在35岁以上，眼眶局部放疗是长期安全的。

10. 什么样的甲状腺相关眼病患者适合放射治疗？

（1）放疗适应证

中重度甲状腺突眼患者；保守治疗3个月以上，突眼改善不明显；激素治疗禁忌或出现副作用者；药物保守治疗突眼持续进展、治疗突眼意愿强烈的患者。

（2）放疗禁忌证

18岁以下未成年人；孕产妇；眼球后组织明显纤维化的患者（慎用）；糖尿病或血管性疾病（放疗可能会加速血管性视网膜病变的病程）。

11. 甲状腺相关眼病的手术治疗有哪些？

甲状腺相关眼病的手术治疗目的是改善患者眼部功能和外观。由于抗炎治疗不能完全改善症状，治疗性手术对于患者就尤为重要，主要包括：眶减压术、斜视矫正术、眼睑整形术。由于眶减压术可以解决眼球突出的问题，并影响眼球活动度和睑裂宽度，所以应当首先进行。其次，应行斜视矫正术，因为眼位调整后更容易观察眼睑位置，且下直肌后徙术后可能导致下睑退缩的发生。最后，眼睑整形手术可以根据患者的意愿进行，假性眼睑退缩常在减压术后得到改善。

12. 甲状腺相关眼病什么时候才能动手术？

手术常在疾病的非活动期进行，即眼部病情稳定6个月以上。此外，视力威胁型甲状腺相关眼病是紧急手术的指征。视力威胁型指视神经受压迫导致视力下降或眼睑闭合不全所致的严重角膜损害。此类患者若静脉应用糖皮质激素冲击治疗2周后，病情仍未缓解，即应当采取手术治疗。

13. 眼眶减压术的适应证和并发症是什么？

（1）眶减压术原理

甲状腺相关眼病眼球突出的主要发病机制为炎症浸润、脂肪增加、眼外肌增粗导致眼眶容积的增加，眼眶容积的增加导致眼眶压力的增高，引起眼眶静脉回流受阻、眼压升高和眶内容物的突出。扩大骨性眶腔和切除眶脂肪可以阻止不可逆损害的发生、回纳突出的眼球。

（2）手术适应证

① 改善外观，目前已成为眶减压的首要指征；② 压迫性视神经病

变;③ 暴露性角膜炎;④ 作为其他眼科治疗的辅助性治疗;⑤ 静脉回流受阻引起的高眼压和持续的压迫感。

（3）术后并发症

术后出现复视或复视加重是最常见的并发症,内下壁减压出现的风险最大。复视主要由下直肌（向眶下壁）和内直肌（向筛窦）的离心性移位引起。由于大多数患者进行双眼手术,双眼上转受限不会导致垂直复视。然而,水平外展受限可以加剧或导致水平复视。

其他并发症包括:术中视神经受损导致的视力丧失、术中眼内压增高、脑脊液漏、动眼神经损伤、眶下神经感觉减退、眼球突出不缓解。随着现代手术技术的发展,严重并发症的发生率低,所以眶减压术是安全有效的。

14. 眼眶深外壁减压术治疗甲状腺相关眼病有效吗?

眼眶是一个四棱锥形的骨性空腔,里面密集了眼球、视神经、眼外肌等众多重要结构。甲状腺相关眼病的眶脂肪增生,眼外肌增厚,这些额外膨胀的软组织将眼球挤出眼眶,看上去眼球外突,怒目圆睁,非常影响容貌,严重者还会出现视神经受压和视力下降。为了解决这个问题,人们发明了眼眶减压术。这种手术诞生已有将近100年,仍在不断发展和改进之中,笼统地说可以分骨性减压和脂肪减压两种,前者就是打开骨性空腔,将增生的组织释放到周围空间,比如鼻旁窦和颞窝。缓解视神经的受压,就能改善眼球突出。如果患者的脂肪纤维化不严重,我们还可以切除一部分脂肪,进一步缓解压力,这就是脂肪减压术。很多患者迷信脂肪减压术,认为安全又微创,其实不尽如此。人类的眶脂肪可以分为两部分,一部分存在于眼球周围,切除这部分脂肪相对安全,但对缓解眼球突出度没有帮助,只能改善眼袋和眼睑肿胀。另一部分存在于眼球后方,是真正与眼球突出度有关系的脂肪,但其中包裹着最脆弱的视神经和眼球运动神经,操作稍有不慎,就可能造成失明的严重后果。而且甲状腺相关眼病的球后脂肪中还包裹着密集增生的血管网，切除脂肪会造成大量渗血，加重术后肿胀和水肿反应。而骨性减压因为不骚扰眶内的重要结构，出血少，引流通畅，术后反应轻，是相对安全的减压方式。所以患者不要一听说动骨头就特别紧张，这是对眼眶解剖的误解。

外侧壁是眼眶四个壁中最结实的骨壁，尤以深部骨质坚厚而面积广泛，我们称之为深外壁。它位于眼球的正后方，手术磨除此处骨壁释放的空间，会全部贡献给眼球回退，因此是减压效率最高的部位。另一方面，由于眼球是向正后方回退，不会有发生偏斜的风险，因此术后复视风险很低。这种减压术称为深外壁减压，是近年学术界非常认可的一种术式。也就是患者口中俗称的"开眶减压"或者"动骨头减压"，适合于眼球高度突出、眼眶回流障碍或眶尖拥挤者。但凡事有利即有弊，一种好的手术方式如果没有选择好合适的患者，也不会产生预期效果。这种手术的弊端在于：① 手术需要做皮肤切口，无论是双重睑皱褶还是外眦角的皮肤切口，都会遗留瘢痕，瘢痕体质者要格外慎重。白种人的皮下组织较薄，手术切口愈合后瘢痕反应轻，更适合这种术式。② 手术难度大，操作复杂，对手术技术和设备的要求高，因此一般的美容院没有条件开展这样的手术。手术要做得够深，范围够广，才能体现这种术式的价值，而深和广也意味着风险的加大。我们说眼眶和脑组织"一墙之隔"，所谓的"墙"就是这块骨头，所以手术有损伤颅脑的风险。③ 眼眶外壁的厚度因人而异，天生骨壁薄者即使把外壁全磨掉也贡献不了太多的空间，所以不是每个患者都适合这种术式。④ 与内、下壁减压相比，手术创伤大，恢复时间慢，术后颞部感觉减退。因此，我们不提倡所有患者都采用固定的术式选择，不盲目追求"抽脂"减压，也不要逢减压必做"深外壁"，因地制宜，因病施术，个性化的手术设计非常重要。医师的手术经验、预判能力及医患间的充分沟通，往往缺一不可。

九、眼眶骨折

◆ 为什么会发生眶壁骨折？

◆ 眼眶骨折有什么表现？

◆ 眼眶骨折什么时候治疗较好？

随着生活水平的提高，人们越来越注重运动和休闲。与此同时，在运动中不慎受伤的人也日益增多。一不留神，眼眶被球击中，或被他人的肘部顶着……这都有可能导致眼睛眶壁骨折。目前该病发病率大幅提高。

眶壁骨折包括拳击、投掷物撞击等原因造成的单纯性眶壁骨折，主要表现为重影、眼球内陷、鼻出血、面部感觉异常等；也包括严重车祸等致伤因素造成的复合性眶壁骨折，这不仅有眼眶骨折，还合并了额骨骨折、鼻骨骨折、颧骨骨折等。相对来说，由于症状轻，往往单纯性眶壁骨折更易被忽视。

1. 为什么会发生眶壁骨折？

人的眼眶像一个由较薄骨壁围成的半密闭空间，正常有4个壁，眶缘很厚，一般情况下不会发生骨折。但眼眶下壁和内壁（靠近鼻部），骨壁薄得像层纸，外界撞击力很容易造成这两个薄的骨壁发生骨折（图9-3）。当受到来自眼球正面的、大于眶部口面积的强大冲击力时，骨壁的薄弱部分就特别容易发生骨折。但这也是人体的一种自我保护，用眶壁骨折间接保护了眼球本身尽量不受损

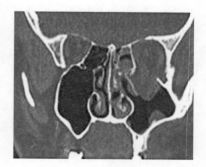

图9-3 眼眶骨折的影像表现

伤，视力得以保全。眼眶后边还有很多脂肪，脂肪就像沙发垫一样，当外力打到眼球时，眼球往后面退，起到缓冲作用，但是骨壁在突然压力下会骤然发生爆裂。

2. 眼眶骨折有什么表现？

眼眶骨折后，一般来说，在受伤的早期有肌肉、神经等组织充血、水肿、受压、移位，这时候会出现眼皮肿胀、复视、眼球转动障碍、流鼻血、眼眶及面部部分神经感觉异常等不适表现。尤其是复视，也就是看东西重影，会给患者造成阅读和下楼困难。有的患者还会有颊部、鼻翼、上唇和牙龈感觉麻木、迟钝的症状，这些都可能影响患者的生活和工作。

3. 眼眶骨折什么时候治疗较好？

如果不及时治疗，眼眶骨折时间久了，到受伤后期，由于眶腔容积增大、组织粘连、瘢痕形成，患者就可能出现眼眶塌陷、眼球内陷等情况，严重影响外观。如果致伤程度高、骨折范围大，受伤早期眼球内陷并不明显，然而在受伤2～3周后，当组织充血、水肿消退后就会出现眶腔容积增大，眼球内陷就愈发明显了。

一般认为可在外伤后2～3周眼眶水肿消退后行骨折修复术，通过手术矫正眼球内陷可以达到满意的效果。通过手术主要是复位卡在断裂的骨缝里的或是突出断缝的软组织，眶内植入材料来修复眶壁缺损和复位内陷眼球。植入材料为一种高密度聚乙烯，可用剪刀和刀片修剪和塑形，使它适合眶壁和眶缘缺损的大小和形状，将其植入眶壁缺损处，完全覆盖缺损。植片有时需要用钛钉和钛板固定。术后静脉滴注抗生素和糖皮质激素3～5天，结合眼球运动锻炼，可促进功能恢复。

但对于骨折时间已经长了的患者，肌肉长期卡在断裂的骨缝里，功能恢复不易。

十、眼睑恶性肿瘤

◆ 常见恶性眼睑肿瘤有哪些？
◆ 基底细胞癌如何诊断和治疗？
◆ 眼睑鳞状细胞癌如何诊断和治疗？
◆ 睑板腺癌如何诊断和治疗？

1. 常见恶性眼睑肿瘤有哪些？

我国眼睑恶性肿瘤中最常见的为皮肤基底细胞癌，其后依次为皮脂腺癌、鳞状细胞癌和恶性黑色素瘤。

2. 基底细胞癌如何诊断和治疗？

基底细胞癌是眼睑最常见的恶性肿瘤。常发生于老年人，男性略多于女性，好发于下睑内眦部。恶性程度低，很少发生转移，常缓慢地在局部向四周组织浸润，病程一般较长，最长可达20年。因此，只要及时治疗，有治愈可能。

基底细胞癌刚发病时，肿物呈针头或黄豆大小的半透明微隆小结节，表面可见小的毛细血管扩张。因富含色素，可被误认为色素痣或黑色素瘤，但它隆起较高，质地坚硬，生长缓慢。患者无疼痛感。病程稍久，肿瘤中央出现溃疡，基底硬而不平，表面覆有痂皮和色素沉着，边缘潜行，形状像火山口，并逐渐向深部和周围组织侵蚀，引起广泛破坏，但罕有转移。

手术切除是最常用、最有效的治疗方法。手术切除线要在肉眼肿瘤边缘外3～5毫米才能保证切除干净。基底细胞癌对放射治疗敏感，术后病理报告切除不净可加用放射治疗。

3. 眼睑鳞状细胞癌如何诊断和治疗？

鳞状细胞癌较少见，发生率占眼睑恶性肿瘤的2.4%，睑缘部是比较容易发病的位置，多见于老年人，以男性患者居多，恶性度较高，侵袭性较强，可破坏眼球，侵入眶内及转移到局部淋巴结与全身。

初发病时见皮肤发生疣状、结节状或乳头状小肿物，以后逐渐发展成为菜花样或溃疡型肿物。

早期眼睑鳞状细胞癌很少转移，有较好的预后。广泛局部切除是可治愈的。如侵犯眶内组织，并有耳前或颌下淋巴结转移，则预后不好。鳞状细胞癌对放疗、化疗都敏感，通常以手术切除为主，术后辅助放疗和（或）化疗。手术切除线为肉眼肿瘤边缘外4～6毫米。

4. 睑板腺癌如何诊断和治疗？

睑板腺癌在我国占眼睑恶性肿瘤的第2位。好发于中老年妇女。上睑发病约占2/3。

初起时为眼睑内坚韧的小结节，与睑板腺囊肿相似，以后逐渐增大，睑板呈弥散性斑块状增厚，睑结膜面相对处呈黄色隆起，表现为菜花样团块，可很快形成溃疡。如起自皮脂腺，则在睑缘呈黄色小结节。睑板腺癌的表面皮肤常是正常的。临床上，初起病变常被误诊为睑板腺囊肿而按睑板腺囊肿处理。本病恶性程度较高，耳前淋巴结可有转移。

该病主要为手术切除，应查清切除边缘是否已无肿瘤，以免复发。病死率约为14%。

十一、其他眼眶常见相关问题

◆ 中老年人复视只是眼睛出了问题吗？

◆ 眶周痛有哪些原因？

1. 中老年人复视只是眼睛出了问题吗？

有的朋友会把散光等引起的看东西有虚影，或者白内障等引起的看东西模糊和重影混为一谈。其实这是不一样的。复视，是特指看东西有重影，也就是一个变成了两个。

两只眼睛一起看的时候，看一个东西变成两个，称为双眼复视，这主要是由于双眼运动不平衡或者双眼之间合作协调失常引起。眼球运动由眼外肌负责，眼外肌由神经支配。双眼复视可能是负责眼球运动的眼外肌的问题，也可能是支配肌肉运动的神经的疾病。根据病因，大致可以分为以下几种。

（1）眼外肌病变

任何累及眼外肌的疾病，均可能导致复视。常见病因包括甲状腺功能异常引起的甲状腺相关眼病、重症肌无力、炎性假瘤、眼外肌寄生虫病、眼外肌转移癌等。

（2）支配眼外肌的神经病变

支配眼外肌的神经属于周围神经，由大脑发出到达眼部，共有3对。血供障碍和直接或者间接的压迫是导致眼外肌神经功能障碍的主要原因，常见的疾病包括高血压、糖尿病、动脉硬化及其他血管性疾病，还有颅内肿瘤、颅内压增高、动脉瘤、鼻咽癌等，需谨慎排除。

（3）机械性原因

包括眼外伤导致眼外肌受损，眶骨骨折导致肌肉嵌顿，眼科手术和颅脑手术后出现复视，巩膜环扎或者外加压术后出现眼球运动受限。

（4）其他原因

有些患者并不能查到明确的病因，个别患者可以有近期感冒病史，也可能与病毒感染有关。

综上所述，中老年人复视，单眼复视较少，一般是眼睛自身的问题，在眼科就能获得治疗；而双眼复视，可能远不止是眼睛出了问题，因此应当引起充分重视，查明病因，不能以"头痛医头，脚痛医脚"来简单解决问题。双眼复视的患者除了眼科检查以外，还要进行血液生化、影像学检查等全身其他部位的检查，此时眼科医师一般都会建议患者就诊其他科室，这不是推脱患者，而是对患者疾病的高度负责，只有明确病因，才能采取针对性治疗。

2. 眶周痛有哪些原因？

有些朋友会发现眼球或者眼球周围胀痛？到医院测量眼压眼压并不高，医师诊断为眶周痛。引起眶周痛的眼眶病主要有炎症、肿瘤、血管畸形，可以通过眼眶B超、CT、磁共振等帮助判断。

眶周蜂窝织炎是眶周痛的常见原因之一，为急性化脓性感染，常表现为感冒后突然剧烈的疼痛，眼球运动或压迫眼球可加重痛觉。伴有眼肌麻痹、眼球突出、结膜肿胀、视力减退。儿童多发，常合并有鼻旁窦炎。

炎性假瘤、甲状腺相关眼病都可表现为眼球突出、肿胀、疼痛。

眼眶良性肿瘤也会引起眶周痛，可能是和瘤体生长速度快压迫了神经和血管有关。主要为胀痛、钝痛，部分与体位有关，特别是低头时。

恶性肿瘤呈浸润性生长，瘤体增长速度快，无包膜，极易破坏周围的血管、神经、肌肉及骨骼等痛觉敏感器官，因此，恶性肿瘤一般均有疼痛。约20%眼眶转移性肿瘤的患者有眶区疼痛。

血管畸形主要致痛原因为血管壁受到伤害性刺激而诱发眶区疼痛。静脉曲张的患者多伴有眼球内陷和体位性眼球突出。颈动脉海绵窦瘘是眶周痛的常见原因。

引起眶周痛的眼眶病种类很多，单凭眶周疼痛不足以做出任何诊断，但结合病史、症状、体征及影像学检查手段可帮助我们进行正确的诊断，并选择合适的治疗方案。

第十章
弱　视

一、弱视的定义

> ◆ 弱视和近视是一回事吗？
>
> ◆ 弱视可以分为哪些类型？
>
> ◆ 弱视有什么危害？

1. 弱视和近视是一回事吗?

弱视和近视是两种病，有着本质的不同。我们常说，弱视不是近视而重于近视，弱视对患儿视觉的影响要远远大于近视。

近视通常发病较晚，多发于学龄儿童和青少年，是一种由于眼内调节肌肉（睫状肌）过度紧张或各种原因（如遗传）造成眼轴变长或屈光力过强引起的看远不清楚、看近清楚的眼病。近视的孩子戴镜后矫正视力一般可恢复正常。

弱视发病很早，多见于学龄前儿童，是一种单眼或双眼视功能发育迟缓，戴镜也无法矫正到正常视力的眼病，常伴有斜视、高度屈光不正或屈光参差，看远、看近视力都不好。根据中华医学会眼科分会斜视、弱视与小儿眼科专业组于2010年制定的弱视诊断标准，弱视是指发生在视觉发育期间,眼部无器质性病变,由于存在斜视、未经矫正的屈光参差和高度屈光不正以及形觉剥夺等异常视觉体验而引起的单眼或双眼最佳矫正视力低于相应年龄的视力下限,或双眼视力相差2行以上。各年龄阶段的最佳矫正视力下限分别为:≤3岁0.5;4～5岁0.6;6～7岁0.7。

广义的弱视包括功能性弱视和器质性弱视。我们通常所说的狭义的弱视是指功能性弱视,是可以逆转的。而器质性弱视不可逆转,是由于眼部病变引起的视力减退,通常指累及视网膜或视神经的病变,比如视神经发育不全、视神经萎缩和黄斑发育不全。本章所述弱视一般指狭义的弱视,即功能性弱视。

2. 弱视可以分为哪些类型?

根据不同的病因,即定义中所述的"异常的视觉体验",弱视可以分为斜视性弱视、屈光参差性弱视、形觉剥夺性弱视和屈光不正性弱视。

(1)斜视性弱视

单眼斜视因为眼位偏斜引起异常的双眼相互作用,可以引起视混淆,进而导致视觉中枢对斜视眼的抑制,导致斜视眼最佳矫正视力下降,引起单眼弱视。双眼交替性斜视不会形成斜视性弱视。斜视性弱视是斜视的后果,是继发的、功能性的,因而是可逆的,及时矫正斜视预后是比较好的。但偶有少数原发性者,即使在积极治疗下,视功能改善也不显著。

单眼斜视为什么会引起弱视呢?首先要知道,眼底黄斑中心凹F点(图10-1)是正常人看东西最清楚的位置;F点以外的视网膜,比如E点,看东西是不太清楚的。如果一个人面前有个圆圈,圆圈边上有个三角。正常人盯着圆圈看的时候,从圆圈发出或反射的光可以通过双眼瞳孔聚焦在双眼F点上,双眼F点看到的图像基本相同,传到大脑视皮质,大脑就认为看到了圆圈。而图10-1中的小孩,他有右眼大角度内斜。他想

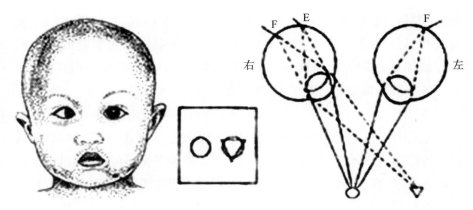

图 10-1　斜视型弱视

看圆圈时，左眼 F 点看到圆圈了，但右眼大角度内斜，F 点通过瞳孔只能看到三角，E 点才能看到圆圈。这时大脑没办法把双眼 F 点传来的图像融合，形成视混淆，又有圆圈又有三角。大脑这个"司令"是很聪明的，为了解决这一混淆问题，"司令"就主动把看到三角的右眼黄斑中心凹给抑制了。所以，右眼逐渐就不发育了，就成了弱视。如果斜视度数是恒定的，每次都是 E 点能看到圆圈，大脑就会让右眼的 E 点和左眼的 F 点形成对应，这就是异常视网膜对应，会导致右眼旁中心凹注视。

（2）屈光参差性弱视

屈光参差就是两眼度数相差很多，散光相差 100 度以上，远视相差 150 度以上，近视相差 300 度以上。为什么屈光参差会导致弱视呢？如果屈光参差没有矫正，或者虽然矫正了，但度数高的眼睛不能充分矫正，那么度数高的眼睛怎么也没另一个眼睛看得清楚。对于清晰程度相差太多的物象，大脑也无法融合处理，会自动把模糊的一眼抑制，从而导致该眼的弱视（图 10-2）。屈光参差导致的弱视都是单眼弱视，是功能性的，也是可逆的，及时矫正屈光不正预后较好。

（3）屈光不正性弱视

屈光不正性弱视是指高度屈光不正却未经矫正所导致的弱视。高度

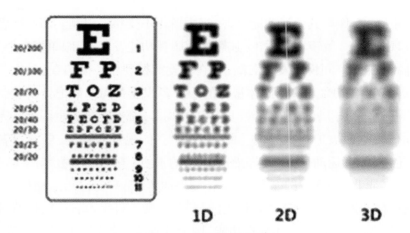

图10-2　屈光参差性弱视

屈光不正是指500度以上的远视、200度以上的散光或1 000度以上的近视。这类弱视一般是双眼弱视，是功能性的，也是可逆的，及时矫正屈光不正预后较好。

（4）形觉剥夺性弱视

形觉剥夺性弱视是指在0～2岁视觉发育关键期，由于角膜混浊、先天性白内障、上睑下垂遮挡瞳孔或不适当的眼部包扎，尤其是单眼连续超过1周的遮盖，致使光线刺激不能充分进入眼球，剥夺了黄斑部接受正常光刺激的机会，产生功能性障碍而发生弱视。形觉剥夺性弱视预后较差。

近视非常常见，弱视也并不罕见。弱视在我国学龄前及学龄儿童中发病率为2.8%，在青年战士中发病率为1%～4%，在一般人群中发病率为2%～2.5%。也就是说，平均100个孩子中，就有3个弱视患儿；全国有2 000多万弱视患者，其中1 000多万是儿童。

3. 弱视有什么危害?

弱视对儿童视功能的危害比近视大得多。单纯性近视仅仅是看远时视力下降,不伴有其他视功能损害,视力矫正不受年龄限制。而弱视患儿不仅视力低下,戴镜不能矫正,还影响双眼视功能发育,双眼单视功能差,立体视缺乏,空间视觉发育混乱,存在视觉拥挤现象。据调查,发生车祸的人当中,有20%是缺乏立体视觉的。许多职业和岗位都把具备敏锐的立体视觉作为招聘的一项条件,而每年的高考,都有部分考生因没有完善的立体视觉而被迫更换志愿。此外,由于立体视觉的缺乏,弱视患者学习、生活、体育运动等方面都会感到极大的不便。随着科学技术的飞速发展,许多职业和工种,例如飞行员、各种机动车(船)驾驶员、运动员,各种精密机械的操作和精密仪器、仪表的制造,显微外科手术、遥感、遥测等专业人员都需要优良的立体视觉功能,因为这直接关系到工作效率及质量、人身安全和部队的战斗力。而且弱视治疗存在时间窗,超过12岁的弱视患者治疗效果很差。如果在儿童时期没有治愈,弱视会影响患者一生的视觉质量。

二、弱视的症状

◆ 家长怎样早期发现孩子是不是有弱视?
◆ 孩子阅读困难是不是弱视引起的?

1. 家长怎样早期发现孩子是不是有弱视?

家长们是不是都有些紧张,心想自己的孩子有没有弱视呢? 弱视的治疗有明显的时效性,越早发现,越早干预,治疗效果越好。所以早期发现宝宝的弱视有着极为重要的意义。

宝宝小时候还不会认视力表,可以通过激惹实验来判断。在宝宝玩玩具时交替遮盖宝宝的眼睛,若露出的眼睛视力好,则宝宝会比较安静,继续玩,激惹实验为阴性;若露出的眼睛是弱视眼,健康眼睛被遮住了,宝宝会哭闹不安或撕抓遮盖物,激惹实验为阳性,提示存在弱视,应尽早到医院检查和采取必要的治疗。

除了激惹实验,家长还可以注意宝宝有没有以下异常表现,如眼球偏斜尤其是单眼斜视、歪头看物、眯眼或贴得很近看电视和看书。如果有,应尽早到医院眼科检查、确诊。

宝宝稍微大些,家长可以买标准视力表或儿童视力表挂在光线充足的墙上,教宝宝认视力表学会查视力,然后在5米远处让孩子识别。检查时一定要分别遮眼检查,不可双眼同时看,防止单眼弱视被漏检。反复认真检查几次,若一眼视力多次检查均低于0.5,则需带孩子到医院做进一步检查。一般认为检查最好在3岁左右。

2. 孩子阅读困难是不是弱视引起的?

由于弱视会导致视觉拥挤现象,患儿会出现阅读困难。什么是视觉拥挤呢?图10-3左侧是一首唐诗,印得很清楚,读起来很容易,而右图是同一首诗,字与字间距很小,甚至叠在一起,读起来就很困难。弱视患儿看左图会感觉像右图一样,所以会有阅读困难。如果发现单个字孩子都

锄 禾 日 当 午
汗 滴 禾 下 土
谁 知 盘 中 餐
粒 粒 皆 辛 苦

A

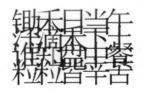

B

图10-3　正常阅读(A)与弱视阅读(B)的比较

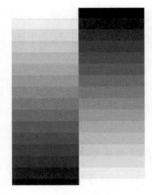

图10-4 弱视对比敏感度

认识，可是排成一行或一段后孩子就认不出、无法阅读，就要当心是不是有弱视，要及时去医院就诊。

弱视会引起对比敏感度下降（图10-4）。这就是说，弱视患儿能看清黑白分明的字或图案，看不清与背景灰度比较接近的字或图案。弱视会导致立体视觉发育不良、深度觉不良。孩子在投篮、跳高、跨栏等需要判断距离的体育活动中表现都比较差。

三、弱视的治疗

◆ 弱视需要马上治疗吗？
◆ 弱视怎样就算治好了？

1. 弱视需要马上治疗吗？

我们了解到弱视的治疗与年龄有密切关系，弱视是在视觉发育期发病的。视觉发育期是指从0～5岁，出生时视觉发育并不成熟。出生后的前几周，视网膜、视神经和视皮质开始发育成熟。出生后2年形成有髓鞘视神经纤维，视皮质和外侧膝状体得以发育和生长。视网膜视觉最敏感的黄斑中心凹部分，在接近4岁时发育成熟。

是不是开始治疗的年龄越小，效果越好呢？基本上是这样。常常是3岁幼儿园入园体检时患儿的弱视被发现。这时家长如果及时带患儿就诊积极治疗，常常可以治愈。如果等到18岁高考体检时才发现，那时视觉发育已经定型，治疗就为时过晚了。不过现在也有研究显示，大龄儿童弱视患者进行一段时间弱视治疗后，视力可有一定程度的改善。

正常视觉发育的关键是视觉刺激。通俗讲就是看得越清楚视觉发育越好，越是看不清楚越是发育差。如果是形觉剥夺性弱视，首先要去除形觉剥夺因素，如尽早摘除白内障、矫正遮盖瞳孔的上睑下垂、角膜移植等，尽早去除眼部包扎。

（1）屈光矫正

弱视的治疗第一步、最关键的就是尽可能使患儿看得更清楚，尤其是弱视眼要尽量看清楚。这就需要准确的医学验光、配镜，矫正远视、散光和近视。学龄前儿童需要阿托品慢速散瞳验光，学龄儿童可以快速扩瞳验光。在配戴合适眼镜的基础上进行后续治疗。

（2）遮盖疗法

遮盖视力好的眼睛，强迫视力差的眼看东西。这是个古老的治疗方法，简单有效。弱视眼在英文中称为"lazy eye"，意为"懒眼"，因为弱视眼总是不用。遮盖要严密，以防止孩子偷看。比较好的选择是直接贴在眼周的不透光眼贴，如果孩子皮肤敏感，也可以用眼镜遮盖布代替（图

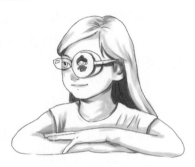

图10-5　遮盖疗法

10-5）。遮盖双眼屈光不正性弱视不宜用遮盖法治疗。

（3）精细目力家庭作业

在戴镜、遮盖治疗的基础上做弱视眼的精细目力训练。精细目力训练包括穿珠、认线、描图等，或者使用弱视训练光盘或网络训练软件完成精细目力训练。

（4）压抑疗法

压抑疗法是指通过给视力较好眼点阿托品等扩瞳眼药或戴贴压抑膜的眼镜，使视力较好的眼暂时出现视力障碍，从而鼓励、强化使用弱视眼。

（5）全身疗法

左旋多巴、胞磷胆碱等药物口服可以短期、轻度提高视力和对比敏感

度,配合屈光矫正和遮盖疗法可以提高疗效。

弱视的治疗效果与治疗弱视的年龄密切相关,年龄越小,疗效越高。2岁以内为视觉发育关键期,6～8岁以前为敏感期,超过10岁后治疗弱视效果极差,12岁后再治疗,几乎无望。

弱视的治疗效果与弱视的程度有关,轻度弱视(最佳矫正视力0.6～0.8)疗效好,中度弱视(最佳矫正视力0.2～0.5)次之,重度弱视(最佳矫正视力≤0.1)最差。

弱视的治疗效果与注视性质的程度有关,中心凹注视疗效佳,周边注视则疗效差。

不同病因的弱视治疗效果也不同。屈光不正性弱视预后最好。斜视性弱视及屈光参差性弱视,早治疗治愈率也很高,可达75%。形觉剥夺性弱视预后不够理想。

2. 弱视怎样就算治好了?

弱视的治疗是个长期的过程,治疗过程中需要家长和孩子付出很多时间、精力,在一定程度上可以说,付出多少收获多少,急不得。一般建议患儿进行足够长的弱视训练疗程。但随着患儿的成长,进入小学甚至中学,课业负担越来越重,做弱视训练的时间不能保证,或者因为遮盖治疗的外观问题而不愿继续。家长总是会问,弱视怎样就算是治好了呢?

弱视治愈的标准,首先是双眼单眼最佳矫正视力达到0.9及以上,并且随访3年视力不下降;其次更高的标准是形成双眼同时视和立体视。12岁以前的视觉发育期停止治疗太快的话常常会出现弱视眼视力再次下降。巩固治疗只有1年的复发率有11.88%,2年的有2.93%,3年的只有1例,3年以上的没有。

所以,弱视治疗过程中,并不是视力一达到0.9就可以停止治疗的。要继续巩固治疗、随访3年才行。并且,视力正常以后,要积极给孩子训练同时视和立体视,争取让孩子获得和正常孩子一样的视功能。